SVEN-DAVID MÜLLER · CHRISTIANE WEISSENBERGER

Ernährungsratgeber Fruktoseintoleranz

Genießen erlaubt!

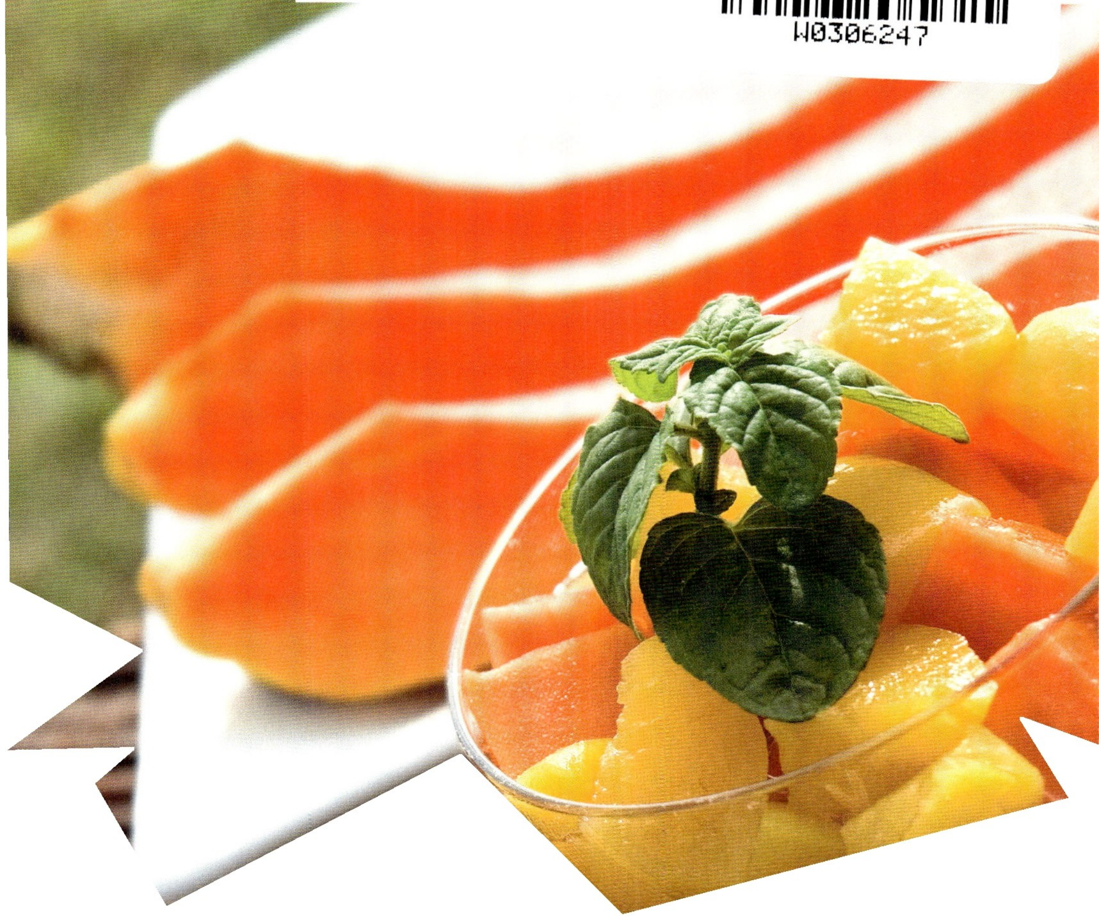

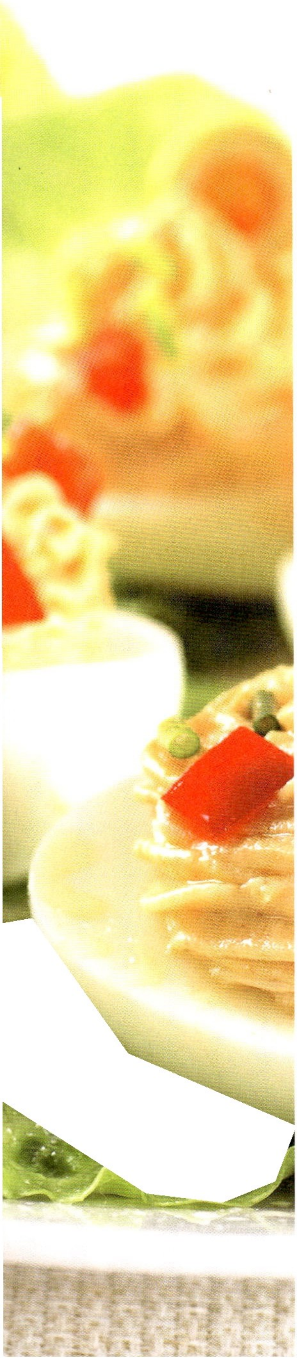

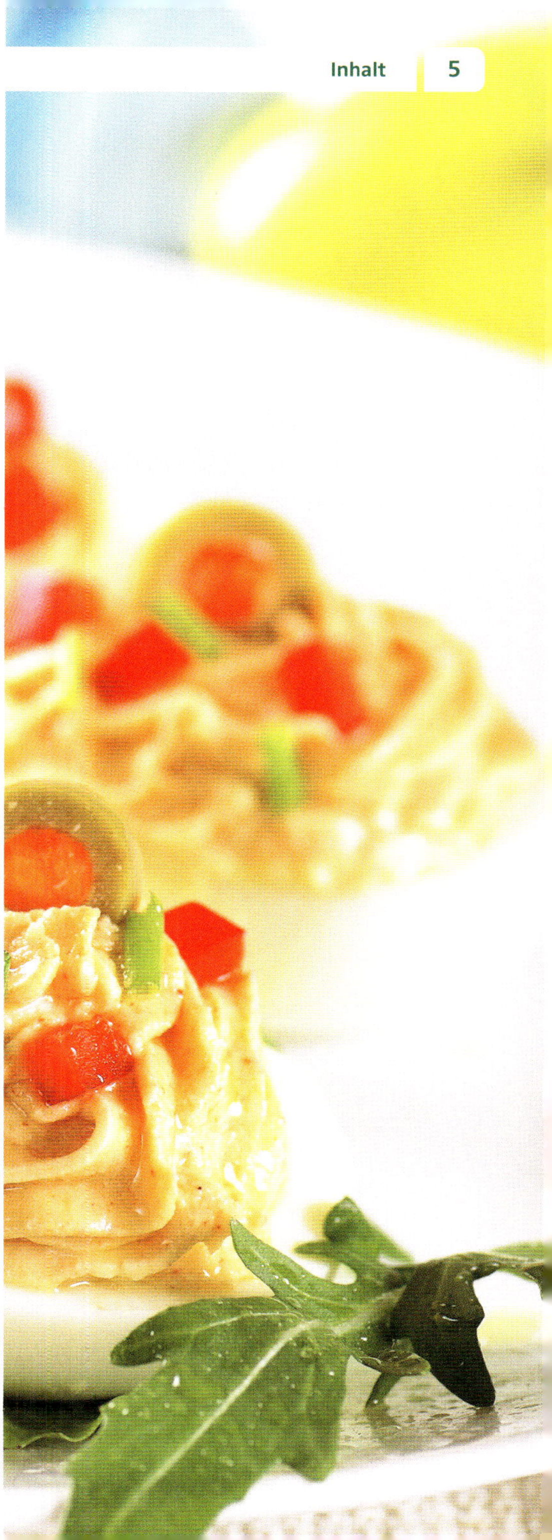

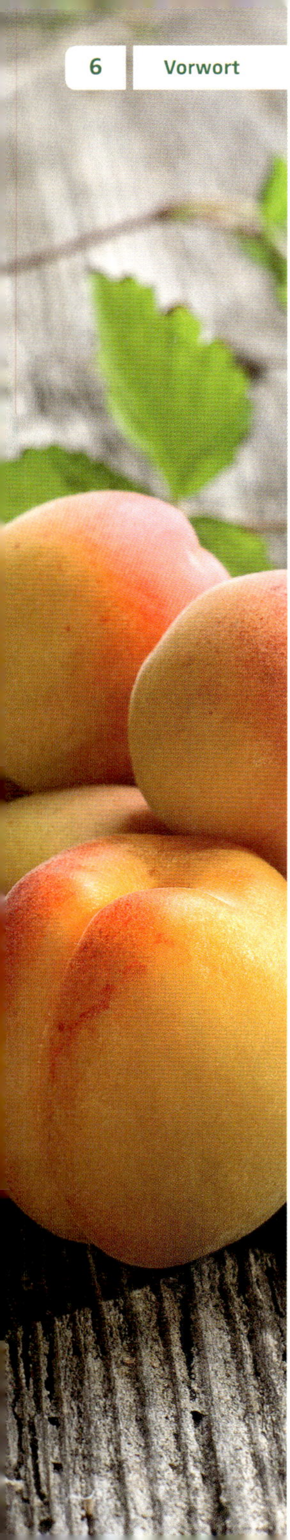

VORWORT

Liebe Leserin, lieber Leser,

bei dem Wort Fruchtzucker denken fast alle Menschen an etwas Positives. An etwas Negatives wie Krankheiten oder Unverträglichkeiten wohl eher nicht. Aber Fruchtzucker, der fachsprachlich als Fruktose bezeichnet wird, ist nicht nur ein Süßungsmittel mit einem fruchtigen Namen, sondern auch ein Krankmacher. Es gibt eine Reihe von Krankheiten, die in direktem Zusammenhang mit der Aufnahme von Fruchtzucker stehen. Erstens handelt es sich dabei um angeborene Krankheiten, zweitens um chronische Leiden, die durch Fruchtzucker gefördert werden, und drittens um eine Erscheinung, die es noch gar nicht so lange gibt: die Fruchtzuckerunverträglichkeit oder Fruktoseintoleranz. Der Grad der Fruchtzuckerverträglickeit beziehungsweise -unverträglichkeit ist dabei extrem unterschiedlich. Neben der häufigen Fruktose-Verdauungsstörung gibt es noch mindestens zwei erbliche Krankheiten, die mit Fruktose in Verbindung stehen.

Fruchtzucker ist besonders in Früchten und Zucker (Saccharose) enthalten. Obst, aber auch einige Gemüsesorten sind fruktosereich und sollten nur verzehrt werden, wie es die individuelle Verträglichkeit zulässt. Bei seltenen Fruchtzucker-Stoffwechselstörungen muss die Fruchtzuckeraufnahme so weit wie möglich gedrosselt werden. Auch auf Produkte mit Fruchtzusatz wie beispielsweise Fruchtjoghurt oder Früchtetees muss geachtet werden. Ebenso darf kein Sorbit (ein Zuckeraustauschstoff) aufgenommen werden.

Experten schätzen, dass mindestens ein Drittel der Bevölkerung Fruktose in größerer Menge nicht gut verträgt. Bei vielen

Menschen, die zu dieser Gruppe gehören, reichen aber schon minimale Mengen, um Probleme wie Bauchschmerzen, Blähungen, Völlegefühl, Sodbrennen oder Durchfall auszulösen.

Die Verträglichkeit von Fruchtzucker ist allgemein nicht besonders gut. Vor diesem Hintergrund ist es bedauerlich, dass die Lebensmittelindustrie immer mehr Produkte mit Fruchtzucker süßt. Fruchtzucker ist für die wenigsten Menschen ein Giftstoff, der möglichst absolut zu meiden ist. Vielmehr gilt für die meisten, dass eine fruchtzuckerreduzierte Kost zu einer Abnahme der Magen-Darm-Beschwerden und einer Normalisierung von Stoffwechselwerten führt.

Der häufig als „Naturzucker" und Alternative zum Haushaltszucker angepriesene Fruchtzucker findet reißenden Absatz in der Lebensmittelindustrie. Viele Getränke sind neuerdings zusätzlich mit Fruktose gesüßt. Aktuelle Studien zeigen, dass ein reichlicher Fruchtzuckerkonsum neben Magen-Darm-Problemen auch zu Fettstoffwechselstörungen, einem erhöhten Gichtrisiko, Insulinresistenz, Fettleber und dem metabolischen Syndrom führen kann. Problematisch ist auch, dass parallel mit dem Fruktosekonsum in den USA die Übergewichts- und Adipositashäufigkeit deutlich anstieg,

Wir freuen uns, wenn wir Ihnen mit unserem Buch viele Tipps und Hinweise für Ihre Ernährung geben können. Die Rezepte können Ihnen bei der Gestaltung Ihrer Ernährungsweise helfen. Vergessen Sie aber nicht, dass jeder Patient unterschiedliche Mengen an Fruktose toleriert. Eine individuelle Diätberatung und ärztliche Therapie kann und will dieses Buch nicht ersetzen. Aber es kann diese effektiv ergänzen.

Wir wünschen Ihnen viel Gesundheit!

Ihr
Sven-David Müller

Ihre
Christiane Weißenberger

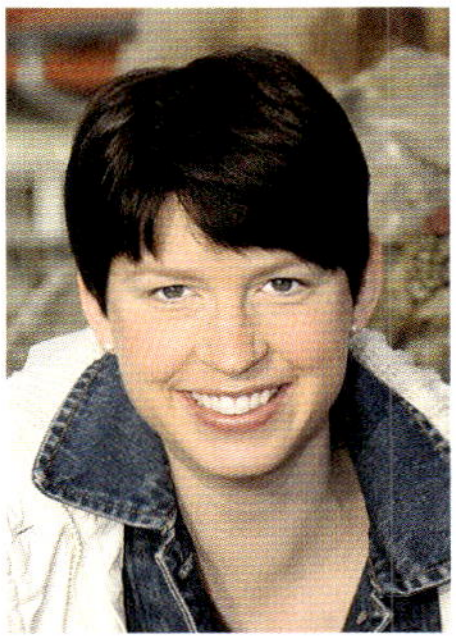

Christiane Weißenberger
Diätassistentin/ Diabetesassistentin

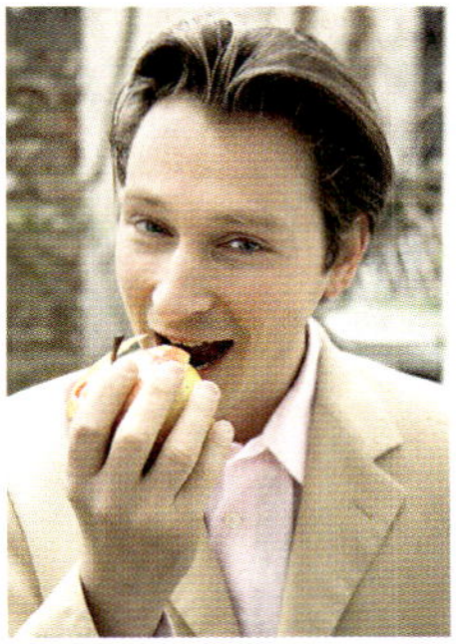

Sven-David Müller
M. Sc., Diätassistent Diabetesberater DDG und Gesundheitspublizist

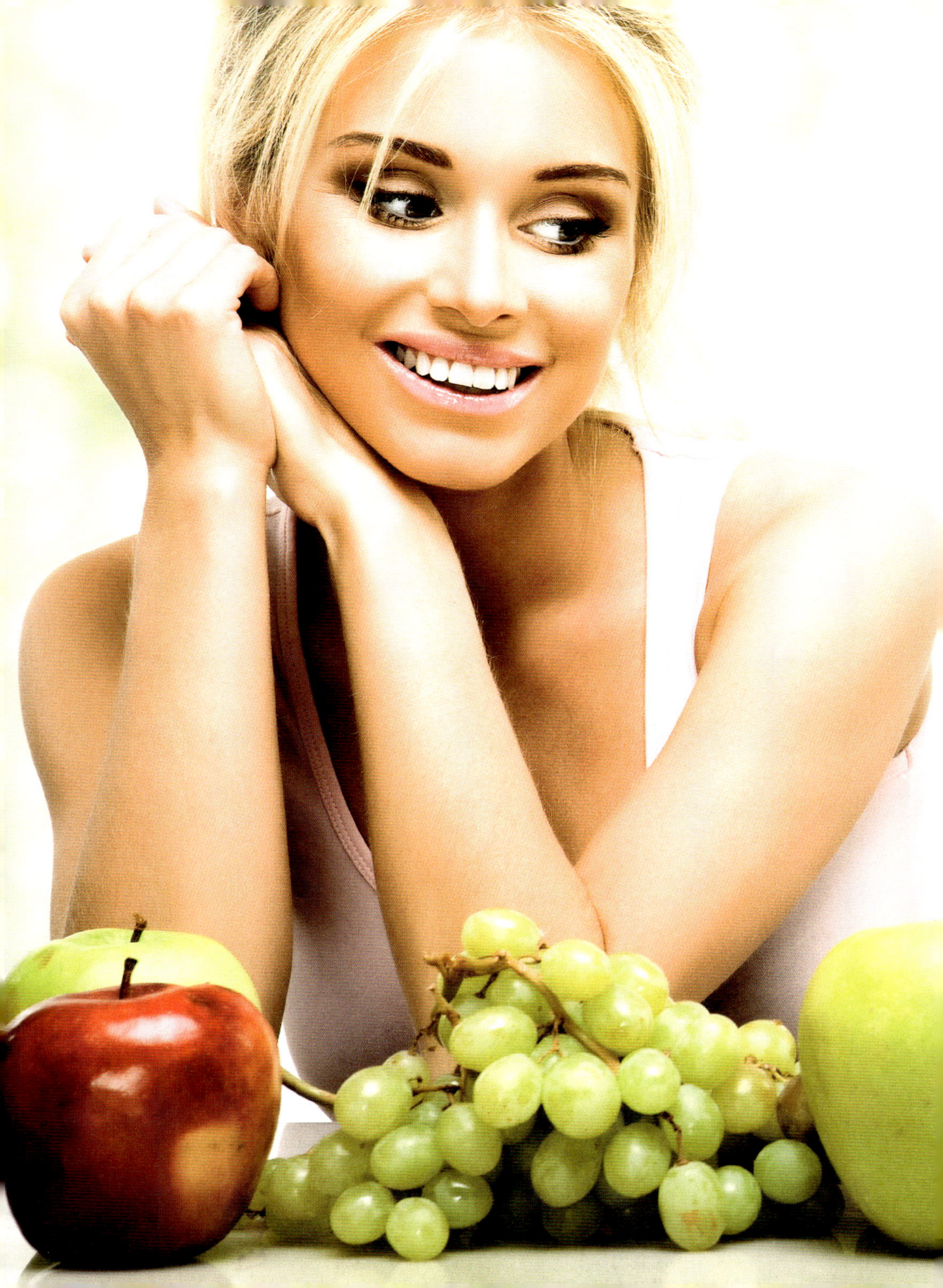

FRUKTOSE-INTOLERANZ – DAS MÜSSEN SIE WISSEN

Jeder dritte Deutsche verträgt Fruchtzucker mehr oder weniger schlecht und bei vielen Menschen ist er für Magen-Darm-Beschwerden wie zum Beispiel Reizdarm verantwortlich. Hier erfahren Sie, was Fruktose genau ist, welche – erwünschten und unerwünschten – Wirkungen sie im Körper hat und wie eine Fruchtzuckerunverträglichkeit diagnostiziert wird. Zuerst jedoch sollten Sie sich damit vertraut machen, woraus unsere Nahrung eigentlich besteht und auf welche Nährstoffe unser Körper angewiesen ist.

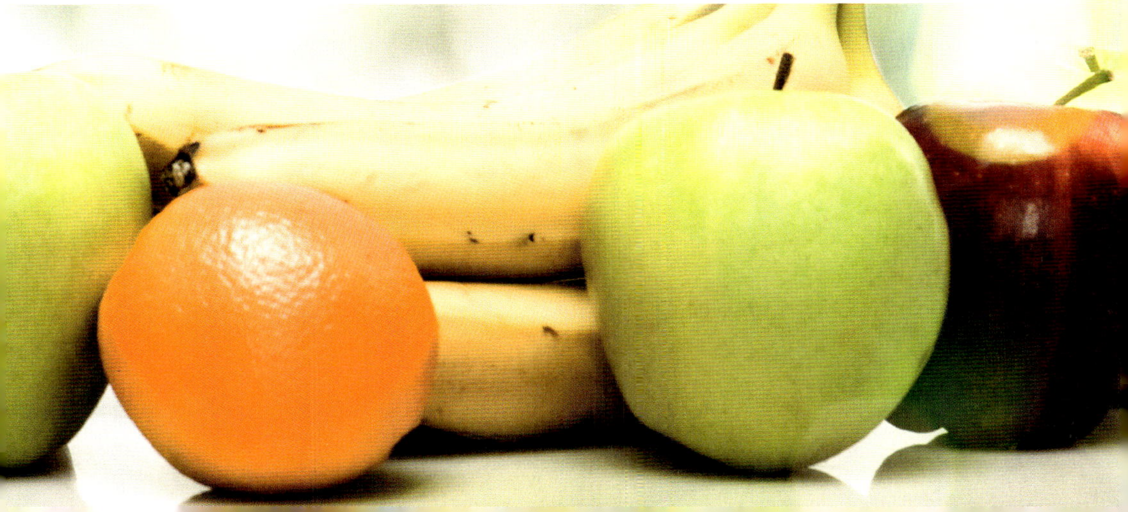

Woraus besteht unsere Nahrung?

Das braucht unser Körper: Nährstoffe und Energie

Um seine vielfältigen Aufgaben erfüllen zu können, braucht der menschliche Organismus rund um die Uhr Energie und Nährstoffe. Diese Energie muss ihm mit der Nahrung zugeführt werden, und zwar in Form von Kohlenhydraten, Fetten und Eiweißen. Sie gelangen zuerst in den Verdauungstrakt, werden dort aufgenommen und dann mit dem Blut zu den Zellen der Organe transportiert, wo sie verwertet werden. Bei diesem Prozess entstehen körpereigene energiereiche Verbindungen, die sogenannten Adenosintriphosphate (ATP), und Wärmeenergie. Diese im ATP gespeicherte Energie macht sämtliche Stoffwechselreaktionen des Körpers, bei denen Energie verbraucht wird, erst möglich. Die verschiedenen Nährstoffe werden in energieliefernde und nicht-energieliefernde eingeteilt.

Energieliefernde Nährstoffe

- Kohlenhydrate
- Fette
- Eiweiße

Nicht-energieliefernde Nährstoffe

- Wasser
- Mineralstoffe
- Vitamine

!

Alkohol ist kein Nährstoff, obwohl er bei der Verstoffwechslung Energie liefert.

Neben diesen Nährstoffen besitzt unsere Nahrung noch weitere Bestandteile, die ebenfalls eine wichtige Rolle spielen:

- Ballaststoffe (Faserstoffe)
- Sekundäre Pflanzenstoffe

Ballaststoffe sind Nahrungsbestandteile, die nicht verdaut werden können. Sie werden im Verdauungstrakt nicht aufgespalten und stellen somit auch keine Energie bereit. Die Aufgabe der Nahrungsfasern besteht vielmehr darin, die Transitmenge im Darm zu erhöhen und dadurch für eine gesunde Darmbewegung zu sorgen. Darüber hinaus werden sie von den körpereigenen Darmbakterien abgebaut; diese nutzen die dabei gewonnenen Baustoffe und die Energie für ihr eigenes Wachstum und ihre Vermehrung.

Sekundäre Pflanzenstoffe sind chemische Verbindungen, die sich in verschiedenen Pflanzen finden, wo sie in unterschiedlicher Menge gebildet werden. Zu dieser Gruppe zählen Farb- und Geschmacksstoffe. Die sekundären Pflanzenstoffe schützen die Pflanze vor Verletzungen und Krankheiten und haben auch auf den menschlichen Organismus eine schützende Wirkung; viele können der Entstehung von Krebs und Herz-Kreislauf-Erkrankungen vorbeugen.

Jede Nährstoffgruppe ist für ganz besondere Aufgaben im menschlichen Körper zuständig.

- Kohlenhydrate und Fette dienen zur Deckung des Energiebedarfs, zur Aufrechterhaltung von Körpertemperatur und Stoffwechsel und für verschiedene Arbeiten wie die Muskelarbeit.
- Eiweiße, Mineralstoffe und Wasser dienen dem Aufbau und Erhalt des Organismus.
- Vitamine und Mineralstoffe sind nötig für das Wachstum und die Erneuerung von Zellen und Geweben.

!

Kohlenhydrate werden in unterschiedliche Zucker unterteilt.

Kohlenhydrate

Die Hauptenergiequellen unseres Körpers sind die Kohlenhydrate, eine Gruppe von Nährstoffen, die aus ähnlichen Bausteinen bestehen. Man unterteilt sie in Einfachzucker (Monosaccharide), Zweifachzucker (Disaccharide) und Vielfachzucker (Polysaccharide), je nachdem, wie viele verknüpfte Kohlenhydrateinheiten sie besitzen. Zu erkennen sind die verschiedenen Zucker in der Regel an der Endung „-ose“, wie beispielsweise Glukose, Fruktose oder Laktose (Milchzucker). Eine weitere Unterteilung bezieht sich darauf, ob der Körper die Kohlenhydrate verwerten kann oder nicht.

Verwertbarkeit der Kohlenhydrate

VERWERTBARE KOHLENHYDRATE	NICHT VERWERTBARE KOHLENHYDRATE (BALLASTSTOFFE)
Sämtliche Einfachzucker	Zellulose
Sämtliche Zweifachzucker	Hemizellulosen (enthalten in pflanzlichen Zellwänden)
Einige Vielfachzucker wie Stärke oder Glykogen	Weitere Ballaststoffe (Pektine)

Die Einfachzucker

Zu den Einfachzuckern zählen Traubenzucker (Glukose), Fruchtzucker (Fruktose) und Schleimzucker (Galaktose). Diese Zuckermoleküle sind die kleinsten, nicht spaltbaren Einheiten der Kohlenhydrate.

!

Traubenzucker ist ein unmittelbarer Energielieferant.

Traubenzucker ist der unmittelbare Energielieferant für unseren Körper, weil er direkt zur Energiegewinnung verwertet wird. Vor allem das Herz, die Muskeln und das Gehirn sind darauf angewiesen, dass sie kontinuierlich mit Traubenzucker versorgt werden; außerdem bildet Traubenzucker den Blutzucker. Die allermeisten Kohlenhydrate aus der Nahrung, die zur Energiebereitstellung nötig sind, werden während des Verdauungsprozesses in Traubenzucker umgewandelt.

Wo kommt Einfachzucker vor?

EINFACH-ZUCKER	IST BESTANDTEIL VON	KOMMT VOR IN	BESONDERE EIGENSCHAFTEN
Traubenzucker (Glukose)	Rübenzucker, Milchzucker, Maltose, Stärke, Glykogen und Zellulose	Früchten, Honig	wichtigster Energielieferant für den Körper
Fruchtzucker (Fruktose)	Rübenzucker, Inulin	Früchten, Honig	höchste Süßkraft
Schleimzucker (Galaktose)	Milchzucker	wenigen Lebensmitteln	geringe Süßkraft

Was ist Fruktose?

Fruktose oder Fruchtzucker ist eine natürlich vorkommende chemische Verbindung und zählt zu den Einfachzuckern. Einfachzucker können über die Dünndarmschleimhaut direkt ins Blut aufgenommen werden, ohne vorher in weitere Bestandteile zerlegt werden zu müssen. Fruchtzucker übernimmt als Energiespender und Zellbaustein sowie für Stoffwechselvorgänge wichtige Aufgaben im Körper.

Fruchtzucker ist farb- und geruchlos und schmeckt sehr süß. Er kommt, wie der Name schon sagt, vor allem in Früchten sowie in Honig in unterschiedlich hoher Konzentration vor und ist außerdem in manchen Gemüsesorten enthalten. Auch im Haushaltszucker ist er zu finden: Da bildet er im Tandem mit Traubenzucker – im Verhältnis 50:50 – einen Zweifachzucker (Saccharose).

Fruchtzucker wird im Dünndarm passiv aufgenommen (resorbiert), und zwar langsamer als Traubenzucker (Glukose). Nach der Aufnahme über den Dünndarm gelangt die Fruktose zuerst zur Leber, wo ihr Umbau stattfindet: Hier wird sie zu Fett aufgebaut, und zwar schneller als andere Einfachzucker.

!

Der Name Fruktose stammt vom lateinischen *fructus*, was so viel wie Frucht heißt.

Wie gut wird Fruktose vertragen?

Fruktose wird unterschiedlich gut, aber niemals vollständig resorbiert. Ihre Verträglichkeit ist individuell verschieden.

!

Die meisten Menschen vertragen Fruchtzucker.

Für die meisten Menschen ist Fruchtzucker nicht grundsätzlich ungesund. Denn auch für Fruchtzucker gilt der Ausspruch von Paracelsus „All Ding sind Gift und nichts ohn Gift; allein die Dosis macht, dass ein Ding kein Gift ist“. Entscheidend ist die Dosis und die individuelle Verträglichkeit. Für Diabetiker ist Fruchtzucker sogar positiv, denn im Gegensatz zu Glukose wird Fruktose insulinunabhängig verstoffwechselt, das heißt, der Blutzuckerspiegel steigt nach dem Verzehr von Fruchtzucker wesentlich langsamer an als bei Glukose.

Wer allerdings große Mengen Fruchtzucker zu sich nimmt, läuft Gefahr, bestimmte Störungen und Krankheiten zu entwickeln – und das gilt nicht nur für Menschen mit nachgewiesener Fruktoseintoleranz, sondern auch für gesunde!

Was ist Fruktoseintoleranz?

Vielleicht haben Sie schon von der Laktoseintoleranz gehört, der Unverträglichkeit von Milchzucker, unter der etwa 15 bis 22 Prozent der Deutschen leiden – Tendenz steigend. Ganz ähnlich ist es mit der Fruktoseintoleranz, die vermutlich sogar noch häufiger vorkommt.

Fruktoseintoleranz – auf Deutsch Fruchtzuckerunverträglichkeit – ist eine Störung des Fruktosestoffwechsels. Normalerweise wird die Fruktose aus der Nahrung durch bestimmte Transportenzyme durch die Dünndarmwand transportiert und gelangt dann in den Blutkreislauf. Ist dieses Transportsystem jedoch defekt, weil die Enzyme nicht richtig funktionieren, so wird die Fruktose nur unzureichend oder gar nicht aufgenommen und ein

Teil der Fruktose bleibt im Darm. Sie wandert unverdaut weiter in den Dickdarm und wird dort durch die Darmbakterien zu Wasserstoff, Kohlendioxid und kurzkettigen Fettsäuren abgebaut. Dabei entstehen Darmgase mit den bekannten Folgen: vermehrte Blähungen, laute Darmgeräusche, wässrige Durchfälle, Verstopfung, Reizdarmsyndrom und eventuell kolikartige Schmerzen. Sehr häufig treten diese unangenehmen Symptome insbesondere nach dem Konsum von Apfelsaft auf.

Mindestens 30 Millionen Menschen in Deutschland vertragen Fruktose nicht oder nicht gut. Mindestens eine Hälfte der Betroffenen hat Beschwerden nach der Aufnahme von Fruktose. Dabei haben die Patienten eine unterschiedliche Toleranz gegenüber Fruktose.

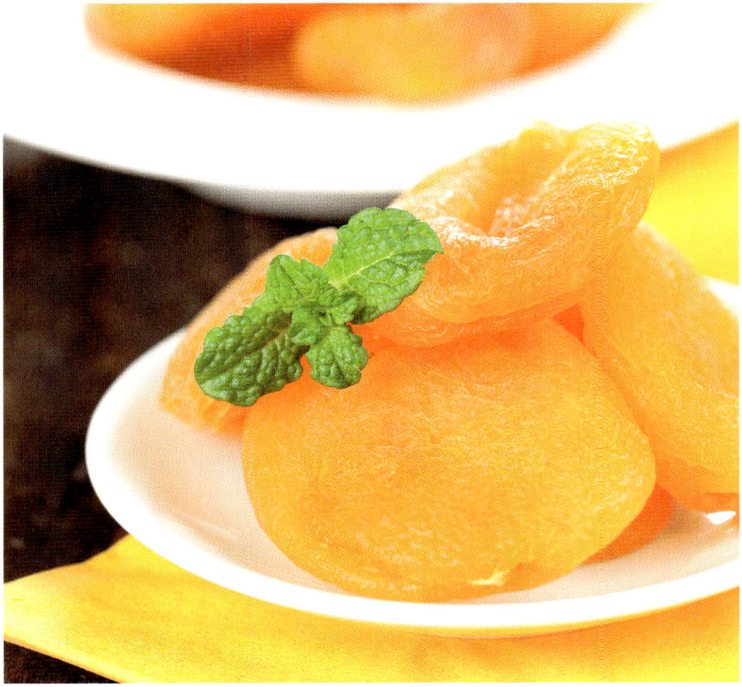

Fruchtzucker kommt, wie schon sein Name sagt, vor allem in Früchten vor.

Bekannt sind drei verschiedene Fruktose-Abbaustörungen:

- Fruktosurie (Fruktosämie)
- erbliche (hereditäre) Fruktoseintoleranz
- erworbene (intestinale) Fruktoseintoleranz

1 Bei der Fruktosurie ist die Funktion des Enzyms Fruktokinase gestört. Dies führt dazu, dass sich Fruktose im Blut ansammelt und dann mit dem Urin ausgeschieden wird. Diese vererbte Stoffwechselstörung muss in der Regel nicht behandelt werden, da ein anderes Enzym die Aufgabe des defekten Enzyms zum Teil übernehmen kann. Sie tritt sehr selten auf (1:120.000).

2 Bei der erblichen Fruktoseintoleranz ist das Enzym Fruktose-1-Phosphat-Aldolase B gestört beziehungsweise in manchen Fällen nicht vorhanden. In der Folge kann es zu Magen-Darm-Problemen und einer lebensgefährlichen Unterzuckerung kommen. Die Beschwerden treten bei Säuglingen in dem Moment auf, in dem sie abgestillt sind und fruktosehaltige Nahrung bekommen. Auch diese Form tritt sehr selten auf (1:20.000). Für erbliche Fruktoseintoleranz gilt ein strenges Verbot für Fruktose, Haushaltszucker und Sorbit.

!

Muttermilch enthält keinen Fruchtzucker. Probleme treten deshalb erst nach dem Abstillen auf.

3 Die intestinale Fruktoseintoleranz oder Fruktosemalabsorption ist eine erworbene Fruchtzuckerunverträglichkeit, doch kann die Veranlagung dafür angeboren sein. Bei dieser Abbaustörung ist das Transportenzym GLUT-5 gestört. Ursachen für die Störung können über einen langen Zeitraum anhaltende Belastungen sein, etwa eine falsche Ernährung, chronischer Stress, Umweltgifte oder Medikamente, die über längere Zeit eingenommen werden. Die Betroffenen leiden entweder vorübergehend oder lebenslang unter den Symptomen. Mit dieser Form der Fruktoseintoleranz, die wesentlich häufiger auftritt als die anderen, beschäftigt sich dieses Buch.

Symptome der Fruktoseintoleranz

Wenn Sie an mehreren dieser Beschwerden und Symptomen leiden, könnte es sein, dass Sie eine Fruktoseintoleranz haben:

- Bauchschmerzen bis hin zu Koliken
- Blähungen und Darmgeräusche
- Übelkeit
- Völlegefühl
- Durchfall
- Verstopfung
- Reizdarmsyndrom
- Schwindel und Kopfschmerzen
- Infektanfälligkeit durch Folsäure- und Zinkmangel
- Gereiztheit, Müdigkeit und Depressionen

!

Dies sind typische Beschwerden und Symptome einer Fruktoseintoleranz.

Bei der Behandlung des Reizdarms wird eine Fruchtzucker-unverträglichkeit oft nicht berücksichtigt.

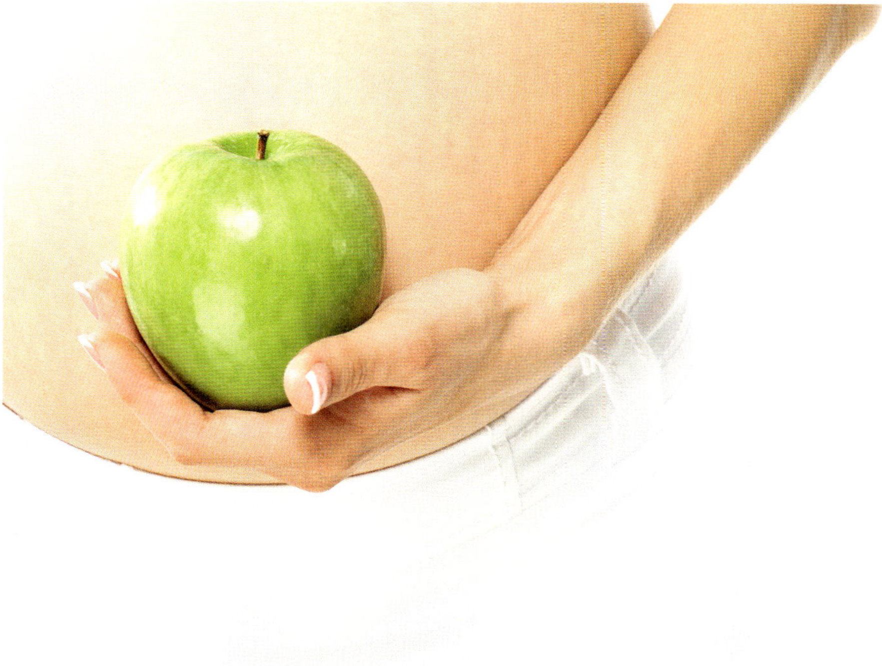

!

Allein in Deutschland vertragen 30 Millionen Menschen Fruchtzucker nicht oder nicht gut.

Eine Ursache für diese Beschwerden kann darin liegen, dass Sie einfach zu viel Fruchtzucker zu sich nehmen. Damit sind Sie in guter Gesellschaft, denn der Konsum nimmt allgemein zu. Doch bei vielen Menschen bleibt es nicht bei Magen-Darm-Problemen.

Auf dem Vormarsch: der Reizdarm

Bereits 1969 wies erstmals ein Bericht darauf hin, dass Fruktose zu reizdarmartigen Beschwerden führen kann. In weiteren Untersuchungen wurde diese Beobachtung später bestätigt, doch wurden diese wenig beachtet. Auch aktuelle Untersuchungen aus den USA zeigen: Mindestens jeder dritte Reizdarm-Patient verträgt Fruktose schlecht und die Magen-Darm-Beschwerden bessern sich, sobald dieser Zucker gemieden wird. In einer Studie mit 37 Teilnehmern wurde der Nachweis erbracht, dass 51 Prozent der Versuchsteilnehmer einen krankhaft veränderten Fruktose-Wasserstoff-Atemtest (siehe „Wie wird Fruktoseintoleranz diagnostiziert?“) aufwiesen. 30 Prozent litten unter einer Milchzuckerunverträglichkeit (Laktoseintoleranz) und bei 21 Prozent stellte man eine kombinierte Frucht-Milchzucker-Unverträglichkeit fest. Bei 88 Prozent der Probanden mit Fruchtzuckerunverträglichkeit besserten sich die Beschwerden nach kurzer Zeit, sobald sie weniger Fruchtzucker zu sich nahmen.

Leider berücksichtigen immer noch zu wenige Ärzte bei der Behandlung des Reizdarmsyndroms die Tatsache, dass diesem eine Fruchtzuckerunverträglichkeit zugrunde liegen kann. Wenn man bedenkt, dass die Zahl der Patienten mit Reizdarm in den letzten 50 Jahren kontinuierlich angestiegen ist, besteht hier großer Handlungsbedarf.

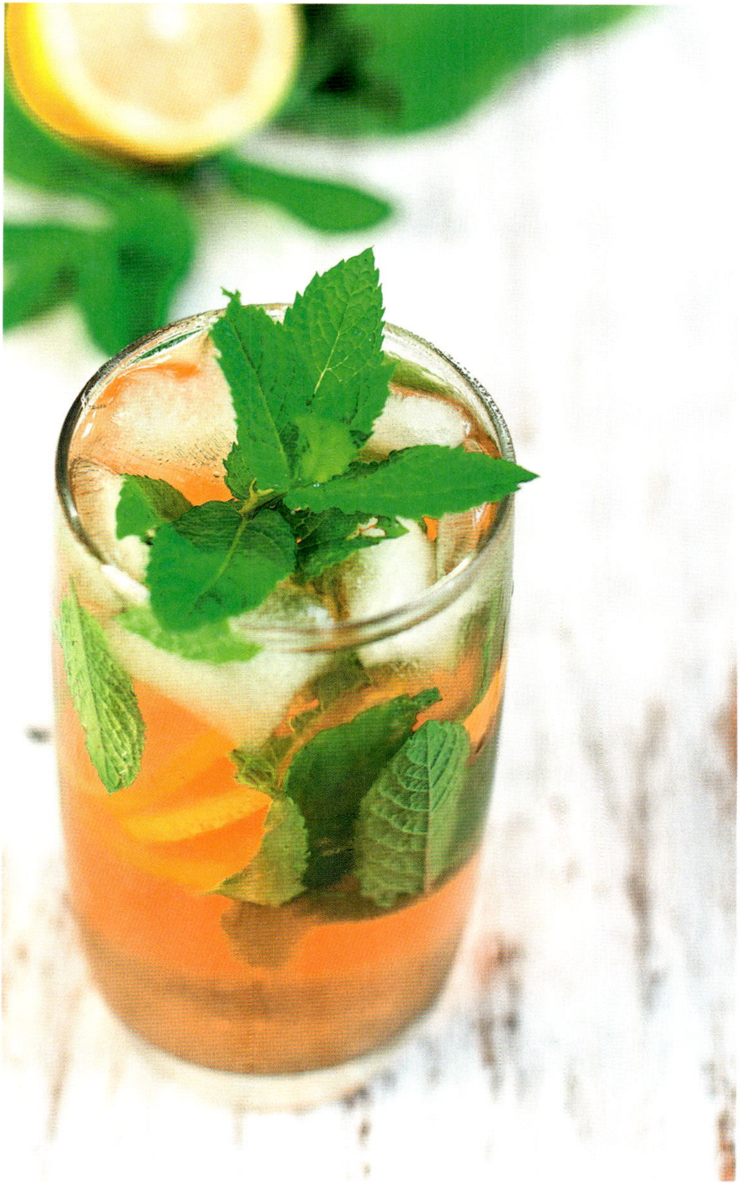

Besonders in Säften ist viel Fruchtzucker enthalten.

Wie wirkt zu viel Fruchtzucker auf Menschen ohne Fruktoseintoleranz?

!

Zuviel Fruchtzucker kann Krankheiten auslösen.

Auch Menschen, bei denen keine Fruchtzuckerunverträglichkeit diagnostiziert wurde, können Störungen und Krankheiten entwickeln, wenn sie ein Übermaß an Fruchtzucker zu sich nehmen. Nehmen Sie es nicht auf die leichte Schulter, wenn Sie eines oder mehrere der folgenden Symptome bei sich feststellen:

- Fettstoffwechselstörungen
- Fettleber
- Erhöhte Blutfettwerte
- Gicht
- Insulinresistenz
- Diabetes mellitus Typ 2
- Metabolisches Syndrom

Auch bei gesunden Menschen kann zu viel Fruktose Fettstoffwechselstörungen verursachen, denn dies führt dazu, dass in der Leber zu viel Fett aufgebaut wird; daraus kann mit der Zeit eine Fettleber entstehen. Die Fettstoffwechselstörung wiederum stellt eine Gefahr für das Herz-Gefäß-System dar. Doch damit nicht genug: Fruchtzucker erhöht auch das Risiko, an Gicht zu erkranken, und kann selbst Gichtanfälle auslösen. Das Gichtrisiko ist besonders groß, wenn sich zum Fruchtzucker (oder Sorbit) Alkohol und Purine aus Fleisch gesellen.

Darüber hinaus vermindert Fruchtzucker die Wirkung des Insulins und führt zu einer Insulinresistenz. Die Folge ist Diabetes mellitus Typ 2.

Bitte beachten!
Verzichten Sie auf Fruchtzucker in Reinform, als Süßungsmittel sowie generell auf größere Mengen Fruchtzucker, beispielsweise in Säften, wenn Sie an

- Hyperurikämie (erhöhter Harnsäuregehalt des Blutes),
- Fettleber,
- Gicht oder
- erhöhten Blutzuckerwerten leiden.

Offensichtlich fördert Fruchtzucker auch die Entstehung des metabolischen Syndroms, bei dem Fettleibigkeit, Bluthochdruck, veränderte Blutfettwerte und eine Insulinresistenz ein tödliches Quartett bilden, das zu koronaren Herzerkrankungen führen kann. Fruchtzucker verursacht Übergewicht. Je stärker der Fruchtzuckerkonsum zunimmt, desto mehr Menschen leiden an Übergewicht (BMI über 25) und Adipositas (Fettsucht mit einem BMI über 30).

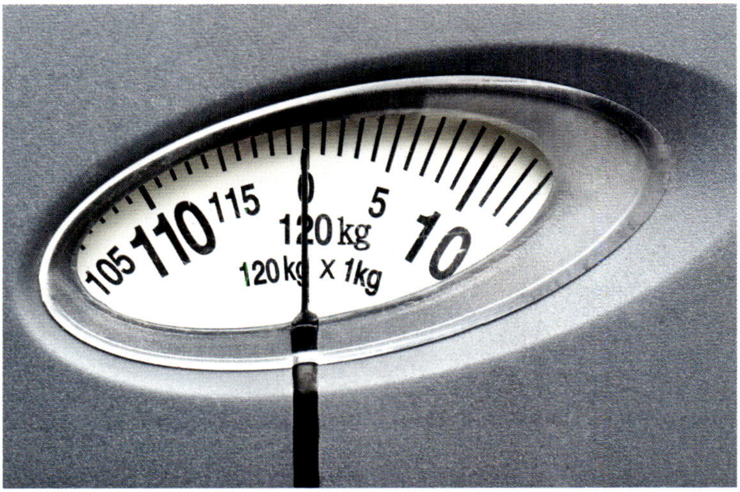

Je stärker der Fruchtzuckerkonsum zunimmt, desto mehr Menschen leiden an Übergewicht.

!

Allergien gibt es schon seit Jahrtausenden.

Lebensmittel, auf die viele Deutsche reagieren

Allergien auf bestimmte Nahrungsmittel und Nahrungsmittelunverträglichkeiten sind kein Phänomen unserer Tage, sondern so alt wie die Menschheit selbst. Schon der griechische Arzt Hippokrates stellte vor zwei Jahrtausenden fest, dass es Menschen gibt, die bestimmte Lebensmittel schlechter vertragen als andere. In Deutschland vertragen mindestens 40 Prozent der Bevölkerung bestimmte Nahrungsmittel schlecht beziehungsweise reagieren allergisch darauf. Die Liste der Lebensmittelunverträglichen wird dabei von Laktoseintoleranz (Milchzuckerunverträglichkeit) und Fruktoseintoleranz angeführt:

- Fruktose (36 %)
- Laktose (15–20 %)
- Nahrungsmittelallergie (5–7 %)
- Histaminintoleranz (1 %)
- Zöliakie (Glutenunverträglichkeit, Sprue 0,1–1 %)

Bei Verdacht auf eine Lebensmittelunverträglichkeit sollten Betroffene auf jeden Fall einen Allergologen zurate ziehen. Dieser Facharzt kann nicht nur eine präzise Diagnose stellen, sondern auch die wirksamste Therapie finden und die Patienten in Bezug auf eine Ernährungsumstellung beraten. Lebensmittelallergiker können heutzutage auf zahlreiche Alternativen und Ausweichmöglichkeiten in der Ernährung zurückgreifen und damit ihren Alltag gut meistern.

Wie wird Fruktoseintoleranz diagnostiziert?

Zur Diagnose der Fruchtzuckerunverträglichkeit gibt es einen einfachen und schmerzlosen Test, den sogenannten Wasserstoff-Atemtest (H_2-Atemtest). Dabei müssen die Patienten tief Luft holen und in ein Messgerät ausatmen. Dieses misst vor und mehrfach nach der Gabe von Fruktose den Gehalt von Wasserstoff in der Atemluft. Grundlage des Tests ist, dass unverdauter Fruchtzucker in den Dickdarm gelangt und hier von den Bakterien unter anderem zu Wasserstoff abgebaut wird. Dieser wird ins Blut aufgenommen und schließlich abgeatmet. Deshalb steigt bei einer Fruchtzuckerunverträglichkeit der Wasserstoffgehalt in der Ausatemluft an.

!

Der H_2-Atemtest ist einfach und schmerzfrei.

Vor dem Wasserstoff-Atemtest müssen die Patienten mindestens zwölf Stunden nüchtern bleiben – sie dürfen also keine Nahrung zu sich nehmen und nur Wasser, Tee oder Kaffee (jedoch ohne Milch und Zucker) trinken. Auch rauchen dürfen sie nicht mehr. Bei der Untersuchung bekommen sie dann 200–400 ml Fruktose-Trinklösung zu trinken. Die erste Messung findet nüchtern statt, die weiteren alle 15–30 Minuten nach dem Trinken der Lösung. Der Test dauert insgesamt rund 3 Stunden.

Eine Fruktoseunverträglichkeit liegt vor, wenn der Wasserstoffgehalt zweier Messungen um 20 ppm höher liegt als der Ausgangswert. Ein weiteres eindeutiges Zeichen ist, wenn während der Messung die typischen Beschwerden auftreten. Fällt das Ergebnis positiv aus, liegt also eine Fruktoseintoleranz vor, müssen die Patienten einige Tage lang eine fruktosearme beziehungsweise fruktosefreie Diät einhalten. Dadurch müssten sich die Beschwerden innerhalb weniger Tage deutlich verbessern oder ganz ausbleiben. Treten weiterhin Beschwerden auf, muss der Arzt prüfen, ob noch weitere Unverträglichkeiten – etwa gegen Laktose (Milchzucker) – vorliegen.

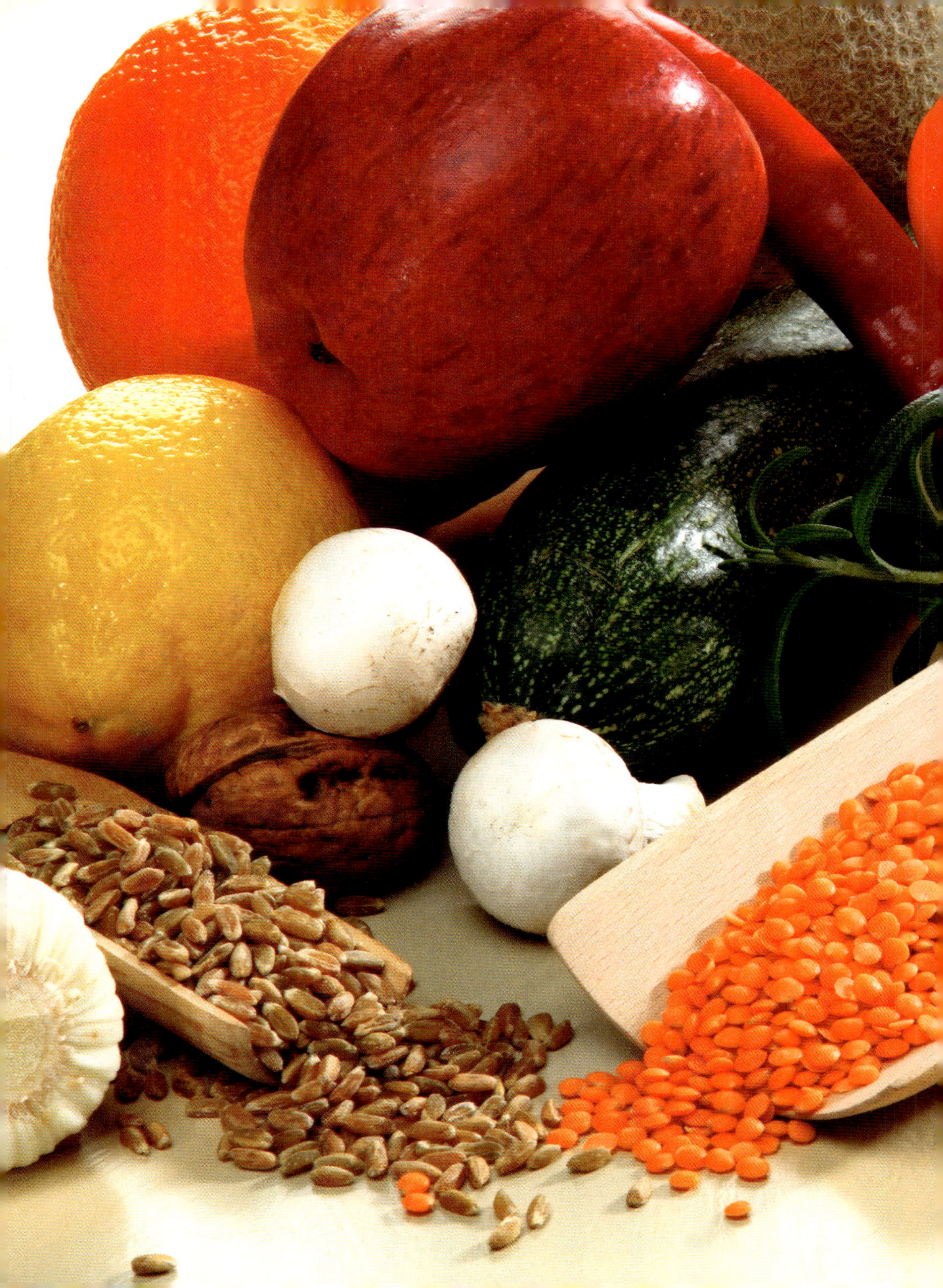

DIE ERNÄHRUNG UMSTELLEN – ABER WIE?

Wurde bei Ihnen eine Fruktoseunverträglichkeit diagnostiziert, heißt es nun, die Kost langfristig so zu gestalten, dass keine Beschwerden mehr auftreten. Vielleicht fürchten Sie, dass das umständlich und schwierig wird, doch seien Sie beruhigt: Schon bald haben Sie den Bogen raus und können sich darüber freuen, dass Sie wieder ganz unbeschwert und ohne die lästigen Begleiterscheinungen durchs Leben gehen können!

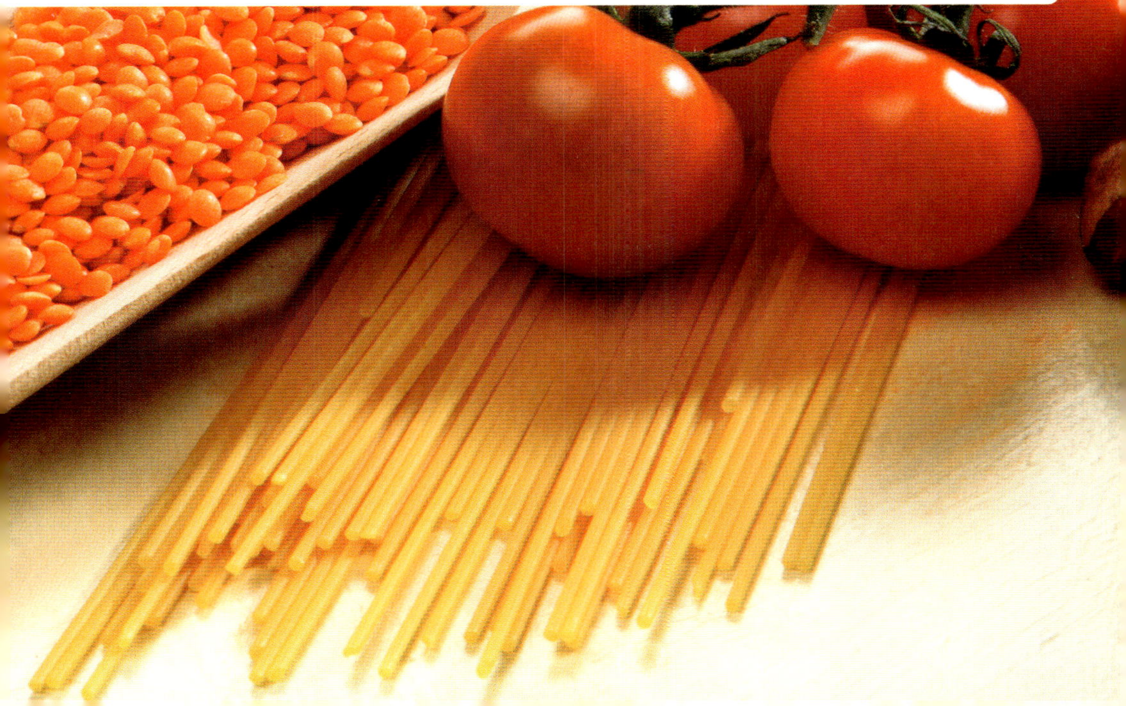

Wie wird Fruktoseintoleranz behandelt?

Der Drei-Stufen-Plan

Haben sich die Beschwerden unter der fruktosefreien Diät im Zuge der Diagnosefindung gebessert, kann es sinnvoll sein auszutesten, wie viel Fruktose der Patient verträgt. Dies sollte im Rahmen der ärztlichen Behandlung und bei der Beratung und Überwachung durch einen Diätassistenten geschehen. In der Ernährungsberatung geht man nach folgender erprobter Strategie vor:

1 Karenzphase (3–4 Wochen): Einhalten einer strengen Auslassdiät (kompletter Verzicht auf Fruchtzucker und Sorbit)

2 Testphase (6–8 Wochen): Ermittlung der individuellen Fruktosetoleranz beziehungsweise Fruktose-Intoleranz-Schwelle (Verzehr kleiner Mengen Fruchtzucker, Beobachten der körperlichen Symptome)

3 Langzeiternährung: Lebenslange Diät, die sich an den Symptomen orientiert

!

Manche Menschen vertragen nur kleine Mengen Fruktose, andere dagegen können größere Mengen ohne Probleme verdauen.

In den ersten Wochen nach der Diagnose sollte der Betroffene ganz auf Fruchtzucker verzichten, um den Darm zu entwöhnen und zu entlasten. In der folgenden Testphase fängt er dann langsam an, Obst zu essen, das wenig Fruchtzucker enthält – wie Mandarinen oder Erdbeeren. Indem er sich langsam herantastet, kann er so die eigene Intoleranzschwelle ausloten und seine Ernährung ganz individuell einstellen. Denn manche Menschen vertragen nur kleine Mengen Fruktose, andere dagegen können größere Mengen ohne Probleme verdauen. Generell muss der Betroffene jedoch eine bestimmte Diät einhalten; so sollten Nahrungsmittel gemieden werden, die Drei- und Mehrfachzucker wie Stachyose, Verbascose, Raffinose sowie Fructooligosaccharide (FOS), Inulin und resistente beziehungsweise modifizierte Stärke enthalten.

Für die Auswahl von Lebensmitteln sind Tabellen hilfreich, in denen man den Fruktosegehalt einzelner Nahrungsmittel nachschlagen kann (siehe S. 39). Auch der Diätassistent kann in der individuellen Diätberatung optimale Kombinationen aus Fruchtzucker und Traubenzucker in Nahrungsmitteln und Speisen ermitteln.

!

Für die Auswahl von Lebensmitteln sind Tabellen hilfreich.

Wie rasch sich die Beschwerden nach einer Nahrungsumstellung bessern oder ganz verschwinden, hängt davon ab, wie lange der Betroffene sie schon hat. Leiden Sie schon viele Jahre an der Verwertungsstörung, so kann es von der Ernährungsumstellung bis zur Beschwerdefreiheit bis zu drei Wochen dauern. Kinder können dadurch vollständig von der Fruktoseunverträglichkeit geheilt werden, bei Erwachsenen sind solche Fälle allerdings nicht bekannt.

Bei der Ernährungsberatung geht man nach dem 3-Stufen-Plan vor.

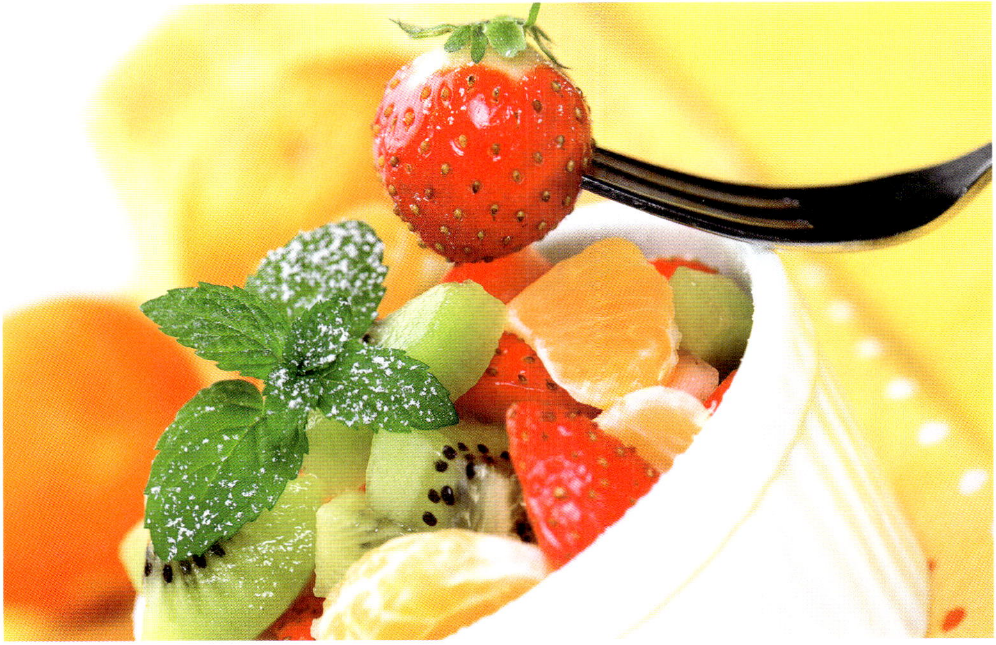

Worauf gilt es jetzt besonders zu achten?

!

Die gute Nachricht: Der Großteil der Menschen mit Fruktoseintoleranz muss nach der Diagnose nicht weniger Früchte essen, sondern lediglich andere.

Fruktose in Früchten und Gemüse

Die gute Nachricht: Der Großteil der Menschen mit Fruktoseintoleranz muss nach der Diagnose nicht weniger Früchte essen, sondern lediglich andere und Sie müssen darauf achten, dass sie nicht zu viel Obst auf einmal essen, sondern es gut über den Tag verteilen. Auch die Deutsche Gesellschaft für Ernährung rät davon ab, auf Dauer völlig auf Obst und Fruktose zu verzichten.

Säuglinge mit nachgewiesener Fruktoseintoleranz sollten im ersten Jahr gar kein Obst und Gemüse zu essen bekommen. Danach können die Eltern versuchen, die Kost durch unproblematischere Obst- und Gemüsesorten wie Papaya und Avocado zu bereichern.

Siehe hierzu die Tabellen „Obst und Obsterzeugnisse mit hohem Fruktosegehalt“, „Obst und Obsterzeugnisse mit niedrigem Fruktosegehalt“ und „Gemüse und Gemüseerzeugnisse mit hohem Fruktosegehalt“ und „Gemüse und Gemüseerzeugnisse mit niedrigem Fruktosegehalt“.

Fruktose und Glukose – ein gutes Gespann?

Patienten mit Fruktoseintoleranz reagieren ganz unterschiedlich auf Lebensmittel mit Fruchtzucker, denn entscheidend ist das Verhältnis von Glukose und Fruktose in der aufgenommenen Nahrung. Glukose sorgt nämlich dafür, dass die Aufnahme der Fruktose im Dünndarm verbessert wird; sie reißt die Fruktose sozusagen mit und schleust sie in die Blutbahn. Lebensmittel also, die sowohl Frucht- als auch Traubenzucker enthalten, sind für den Körper positiv. Deshalb ist es eine gute Idee, zu einer Mahlzeit außer Haus, etwa bei einer Einladung zum Essen oder im Restaurant, etwas Traubenzucker zu essen. Dadurch wird das Verhältnis von Glukose und Fruktose verbessert und man kann das Essen ohne Reue genießen.

Früchte wie Äpfel, Birnen, Feigen oder Trockenobst können starke Beschwerden auslösen, von Übelkeit über Sodbrennen und Blähungen bis hin zu Durchfall. Früchte wie Avocados, Ananas, Mandarinen oder Bananen werden gut vertragen, weil sie mehr Traubenzucker als Fruchtzucker enthalten. Bei diesem ausgewogenen Glukose-Fruktose-Verhältnis wird die Fruktose dank der tatkräftigen Hilfe der Glukose relativ gut aufgenommen.

!

Fruktosereiche Gerichte können mit Traubenzucker entschärft werden.

Der normale weiße Haushaltszucker besteht zur Hälfte aus Fruktose und Glukose. Manchen Menschen mit Fruktoseintoleranz vertragen ihn, dies kann aber nicht verallgemeinert werden kann: Er wird im Dünndarm – wie andere Lebensmittel auch – in seine beiden Bestandteile aufgespalten und kann so wieder zu Problemen führen.

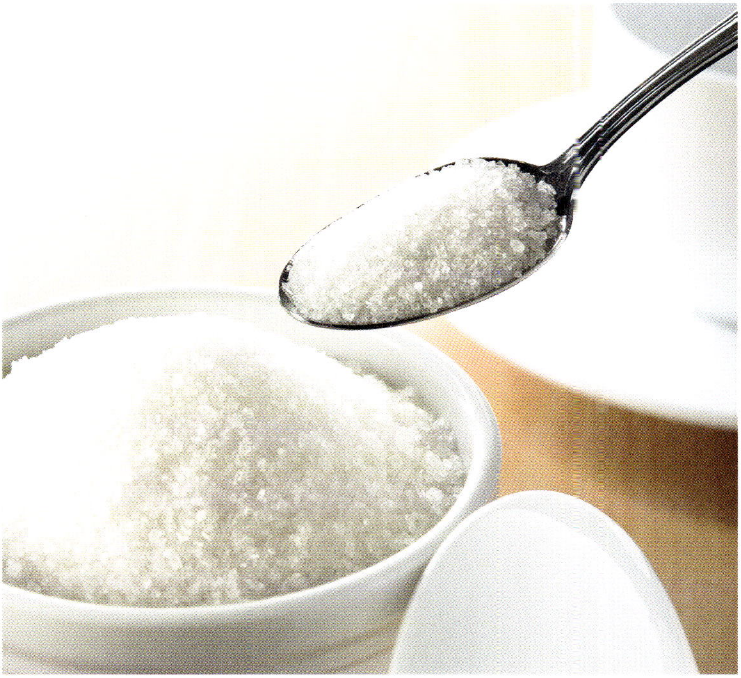

Auch bei Haushaltszucker ist Vorsicht geboten.

!

Einen Großteil der Fruktose nehmen wir über Softdrinks auf. In den USA ist der Verzehr von Fruktose in den letzten drei Jahrzehnten dadurch auf mehr als das 10-Fache angestiegen.

Fruktose als Süßungsmittel in industriell gefertigten Nahrungsmitteln

Über industriell hergestellte Produkte – vor allem mit Zucker gesüßte Softdrinks – nehmen wir den Großteil der Fruktose auf. In den USA ist der Verzehr von Fruktose in den letzten drei Jahrzehnten auf mehr als das 10-Fache angestiegen. Und die Deutschen stehen dem nicht viel nach. Die Lebensmittelindustrie, insbesondere die Getränkeindustrie, hat den Fruchtzucker für sich entdeckt und ist in den letzten Jahren verstärkt dazu übergegangen, ihre Erzeugnisse mit Fruktose beziehungsweise Maissirup zu süßen; Letzterer ist ein mit Fruktose angereicherter Sirup aus Maisstärke. Dass Fruktose in immer größerem Stil eingesetzt wird, liegt daran, dass er billig herzustellen ist, einen guten Geschmack hat und sogar noch etwas süßer ist als der gängige Haushaltszucker.

In industriell prodzuzierten Nahrungsmitteln sind oft große Mengen Fruchtzucker versteckt.

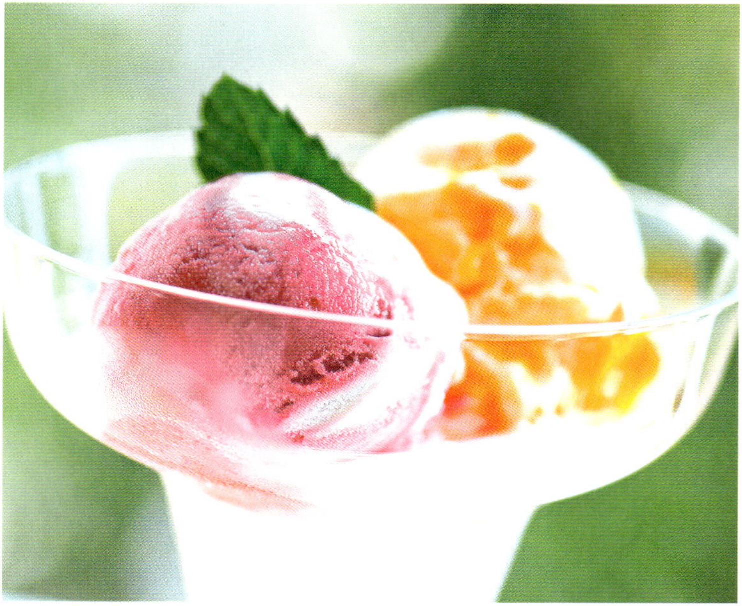

Weil Fruchtzucker eine hohe Süßkraft hat, lassen sich mit ihm natürlich gut Kalorien einsparen – ein Argument, das vor allem Menschen überzeugt, die ein paar Pfunde zu viel auf den Rippen haben. Dabei übersehen sie aber, dass Fruchtzucker sehr leicht und schnell in Fett umgewandelt wird und deshalb nicht das Mittel der Wahl zum Abspecken sein kann. Dass eine reichliche Fruktoseaufnahme über gesüßte Getränke oder industriell gefertigte Nahrungsmittel die Entstehung von Übergewicht und Stoffwechselstörungen fördert, belegen im Übrigen auch Studien.

Achten Sie beim Einkauf ganz genau auf die Etiketten. Fruchtzucker versteckt sich in einer Menge industriell produzierter Nahrungsmittel, insbesondere den folgenden:

Achtung: Hier ist viel Fruchtzucker drin!

- Fastfood
- Sogenanntes Wellfood und Wellnessdrinks
- Softdrinks, Eistee, Getränkepulver
- Viele Back- und Süßwaren
- Viele Obsterzeugnisse und Konfitüre
- Viele Pralinen- und Bonbonfüllungen
- Kalorienreduzierte oder Light-Produkte
- Müsli-Powerriegel
- Produkte mit der Aufschrift „Für Diabetiker geeignet"
- Babynahrung
- Ketchup und andere Tomatenmarkerzeugnisse
- Viele Joghurt- und Quarkspeisen, Desserts und Eiscreme

Süßstoffe und Zuckeraustauschstoffe

Wer seinen Tee oder Kaffee nicht ungesüßt genießen will, kann problemlos auf Süßstoff umsteigen. Da es sich hierbei nicht um Zucker handelt, wird er von vielen Menschen sehr gut vertragen. Haushaltszucker oder brauner Zucker lässt sich auch gut durch

!

Da Sorbit und Fruktose auch in vielen Diabetikerprodukten zu finden sind, gelten diese Empfehlungen auch für Diabetiker.

Traubenzucker ersetzen, der ja obendrein die Fruchtzuckerverwertung im Dünndarm verbessert.

Zuckeraustauschstoffe dagegen wie Sorbit (auf Lebensmitteletiketten auch als E 420 zu finden), Mannit (E 421), Xylit (E 967) oder Isomalt (E 953) haben genau die gegenteilige Wirkung von Traubenzucker: Sie bremsen die Aufnahme von Fruchtzucker noch zusätzlich. Deshalb bekommen sie die Rote Karte. Diese Stoffe verstecken sich in Kaugummis, Bonbons und anderen Süßigkeiten, die mit den trügerischen Worten „ohne Zucker" gekennzeichnet sind. Weil sie nur etwa halb so viele Kalorien haben wie Fruktose, greifen Menschen, die auf ihr Gewicht achten, gern zu solchen Produkten. Problematisch ist darüber hinaus, dass Sorbit in vielen Nahrungsmitteln in Kombination mit Fruchtzucker vorkommt. Sorbit kann praktisch nicht verdaut werden und ist deshalb ganz allgemein schlecht verträglich. Wenn Sie Fruchtzucker schlecht vertragen und unter Magen-Darm-Problemen leiden, sollten Sie komplett darauf verzichten und auch auf Haushaltszucker. Verwenden Sie stattdessen Trau-

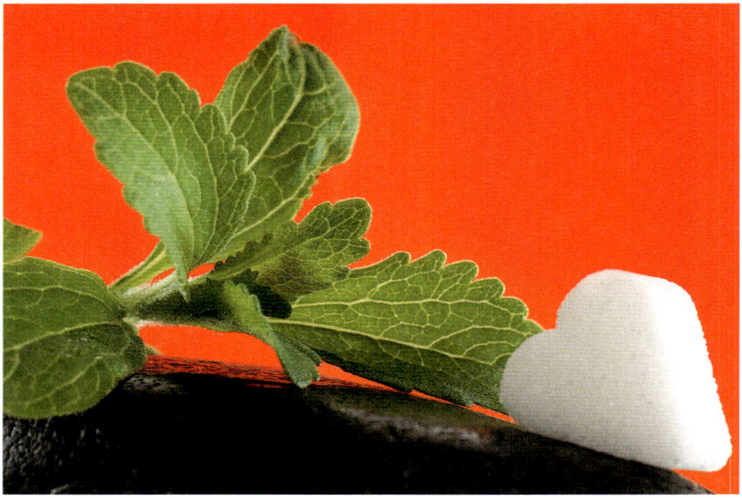

Stevia ist ein pflanzlicher Süßstoff aus Süßkraut. Traubenzucker, Süßstoffe oder Stevia sind gute Süßungsalternativen.

benzucker, Süßstoffe oder Stevia (pflanzlicher Süßstoff aus Süßkraut) zum Süßen. Da Sorbit und Fruktose auch in vielen Diabetikerprodukten zu finden sind, gilt diese Empfehlung auch für Diabetiker.

Studieren Sie deshalb die Zutatenliste besonders gründlich. Auf Seite 36 finden Sie außerdem eine Tabelle der Lebensmittel, die Sorbit enthalten.

!

Studieren Sie die Zutatenliste genau.

Achtung: Hier ist Sorbit drin!

- Kernobst und Steinobst
- Diabetikerprodukte, diätetische Lebensmittel
- Süßigkeiten ohne Zucker
- In Form von Sirup in Süßigkeiten, Mayonnaise, Dressings, Speiseeis
- Als Zusatzstoff (E 420) in vielen Lebensmitteln
- Manche Wein- und Biersorten
- Manche Fruchtsäfte
- Tabletten und Kapseln mit Gelatineumhüllung
- Infusionslösungen für künstliche Ernährung

Wie viele Kalorien enthalten Zucker, Süßstoffe und Co?

1 g Zucker	4 kcal
1 g Fruktose	4 kcal
1 g Traubenzucker	4 kcal
1 g Bienenhonig	3,3 kcal
1 g Mannit	2 kcal
1 g Sorbit	2,5 kcal
1 g Xylit	2,5 kcal
1 g Süßstoff (Tablette)	0 kcal

Wie viel Fruktose ist in Ordnung?

!

Geringe Mengen Fruchtzucker vertragen sogar Patienten, die sehr empfindlich darauf reagieren.

Jeder Mensch hat eine individuelle Verträglichkeit von Fruchtzucker. Kinder im Alter von 1 bis 10 Jahren vertragen 5 Gramm Fruktose am Tag, aber alles, was darüber liegt, verursacht ihnen Beschwerden. Geringe Mengen Fruchtzucker vertragen sogar Patienten, die sehr empfindlich darauf reagieren: Bis zu 1 Gramm Fruchtzucker pro 100 Gramm sind in der Regel kein Problem. In diesem verträglichen Bereich beziehungsweise noch darunter liegt der Fruchtzuckeranteil von zahlreichen Gemüsesorten (etwa Kürbis, Paprika, Tomaten, Auberginen, Zucchini, Rotkraut). Auch Fleisch, Fisch, Eier, Vollkornreis sowie Bier, Mineralwasser, Rotwein, Tee und Kaffee ohne Zucker werden in der Regel gut vertragen. Bei einer Menge von mehr als 30 Gramm reiner Fruktose am Tag entwickelt die Hälfte aller Erwachsenen Beschwerden.

Patienten, die an einer erblichen Fruchtzuckerstoffwechselstörung leiden, sollten Fruchtzucker in jeder Form möglichst vollständig meiden.

Mangelerscheinungen vorbeugen

Bei vielen Menschen mit Fruktoseintoleranz ist die Konzentration von Zink, Folsäure und Tryptophan im Blut erniedrigt, weil deren Aufnahme vom Darm in den Blutkreislauf gestört ist. Studien zeigen, dass 10 Prozent der Patienten einen Zinkmangel haben. Wenn dieses essenzielle Spurenelement fehlt, kommt es zu Symptomen wie Haarausfall, Appetitlosigkeit oder erhöhter Infektanfälligkeit.

!

Folsäuremangel kann sich sogar durch Depressionen äußern.

Ein Folsäuremangel äußert sich unter anderem durch Depressionen, Reizbarkeit, Konzentrationsschwäche und Blutarmut. Dazu kommt es, weil das empfindliche Gleichgewicht der Darmflora gestört ist und der Körper dieses wichtige B-Vitamin infolgedessen nicht in ausreichender Menge herstellt. Betroffen sind vor allem Menschen, die älter als 35 Jahre sind. Mit dem Folsäuremangel steigt auch das Risiko für Herz-Kreislauf-Erkrankungen und Neuralrohrdefekte beim Neugeborenen.

Bei Personen mit Fruchtzuckerunverträglichkeit liegt der Tryptophanspiegel deutlich unter dem von gesunden Menschen. Ein Mangel an dieser Aminosäure, die normalerweise für die Bildung des „Glückshormons" Serotonin nötig ist, führt zu seelischen Störungen wie Depressionen oder auch Heißhunger auf Süßes. Dadurch kann ein gefährlicher Kreislauf entstehen, denn die Wahrscheinlichkeit ist groß, dass man durch den Süßhunger wieder vermehrt Fruchtzucker aufnimmt.

Wenn Sie unter diesen Symptomen leiden, sollten Sie Ihr Blut vom Arzt untersuchen lassen. Um den Mangel an Zink und Folsäure zu beheben, empfiehlt sich die Einnahme von Nahrungsergänzungsmitteln. Dem Tryptophanmangel kann man mit L-Tryptophan begegnen. Sprechen Sie mit Ihrem Arzt darüber.

!

Fruchtzuckerintoleranz kann zu Depressionen oder Heißhunger führen.

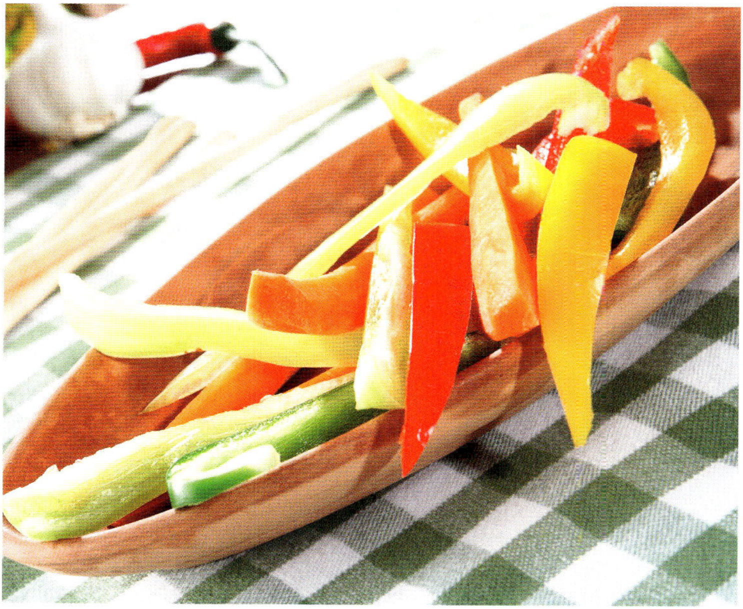

Der Fruchtzuckergehalt in Paprika liegt für die meisten Patienten im verträglichen Bereich.

Wichtige Tabellen für Menschen mit Fruktoseintoleranz

!

Auch nichtverarbeitete Lebensmittel enthalten Sorbit.

Sorbit-Gehalt von Lebensmitteln

LEBENSMITTEL	SORBIT in g/100 g	kcal/100 g
Diabetikerzucker	99,0	237
Diabetikersüßwaren	90,0	246
Diabetikerbrotaufstriche	27,3	272
Trockenpflaumen	7,9	261
Pflaumenmus	6,0	196
Marmelade, gesüßt mit Süßstoff und Zuckeraustauschstoff	5,3	69
Trockenaprikosen	4,7	250
Trockenäpfel	2,8	278
Birnen	2,2	52
Trockenfrüchtemischung	1,8	289
Pflaumen	1,4	47
Birnen aus der Dose, abgetropft	1,1	84
Trockenweintrauben	0,9	304
Pfirsiche	0,9	41
Aprikosen	0,8	42
Apfelmus	0,7	102
Äpfel	0,5	52
Apfelsaft	0,5	49
Fruchtsalat	0,5	135
Pfirsiche aus der Dose, abgetropft	0,5	76
Apfelstrudel	0,4	165

LEBENSMITTEL	SORBIT in g/100 g	kcal/100 g
Aprikosen aus der Dose, abgetropft	0,4	78
Kompott, gemischt	0,4	96
Obstkuchen	0,4	229
Pfirsich-Fruchtnektar	0,4	60
Aprikosenkonfitüre	0,3	272
Aprikosenfruchtnektar	0,3	58
Früchtemüsli	0,3	340
Fruchtsaft, gemischt	0,3	63
Apfel-Fruchtnektar	0,2	65
Fruchteis und Sahne-Fruchteis	0,2	195
Früchtemischung aus der Dose, abgetropft	0,2	107
Früchtekompott	0,2	107
Gelee	0,2	280
Marmelade, Konfitüre	0,2	280
Quark mit Früchten	0,2	103
Weintrauben	0,2	71
Weintrauben-Fruchtsaft	0,2	71
Müsli mit Milch, Zucker und Früchten	0,2	124
Fruchteis, auch mit Sahne und Alkohol	0,1	139
Geflügelsalat	0,1	141
Multivitaminnektar, gesüßt mit Süßstoff	0,1	32
Müsliriegel	0,1	375

!

Dosenfrüchte werden oft gut vertragen.

▶▶

!

Viele Obstsorten enthalten kein oder nur geringe Mengen Sorbit.

LEBENSMITTEL	SORBIT in g/100 g	kcal/100 g
Nektarinen	0,1	57
Quarkspeisen, Joghurt	0,1	119
Sachertorte	0,1	338

Produkte, die kein Sorbit enthalten

- **Obst:** Erdbeeren, Himbeeren, Heidelbeeren; Rote Grütze
- **Milchprodukte:** Joghurt, Buttermilch, Dickmilch, Quark mit Früchten, mit oder ohne Süßstoff
- **Marmelade und Konfitüre:** Erdbeer-, Himbeer-, Heidelbeerkonfitüre
- **Süßwaren**: Plundergebäck, Schokolade, Schokomüsli, Pfannkuchen, Weincreme, Weinschaumsoße
- **Gerichte:** Rindergulasch, Schlachtplatte, Dosensuppen ohne Hülsenfrüchte, Fisch, Würzsoßen, Würzmittel
- **Getränke:** Rotwein, Weißwein, Bier mit und ohne Alkohol, Bier mit Limonade, Bowle, Punsch

Milchprodukte wie Joghurt und Quark enthalten kein Sorbit.

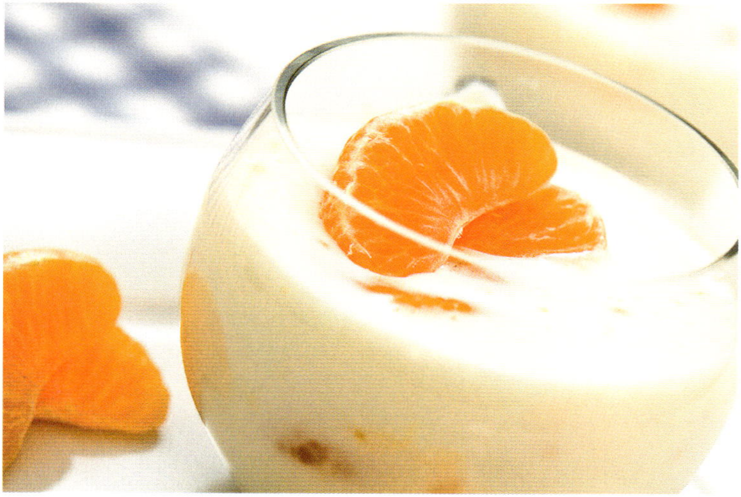

Obst und Obstprodukte mit hohem Fruktosegehalt

OBST	FRUKTOSE in g/100 g	kcal/100 g
Rosinen und Sultaninen	32,8	298
Trockenweintrauben	32,7	304
Trockendatteln	31,9	285
Trockenäpfel	30,8	278
Trockenfeigen	24,8	284
Trockenobstmischung	14,2	289
Marmelade mit Zuckeraustauschstoff und Süßstoff	11,4	69
Trockenpflaumen	11,2	261
Trockenbananen	11,1	291
Sanddornbeerenkonzentrat	9,3	401
Weintrauben	7,6	71
Granatäpfel	7,4	78
Weintrauben-Fruchtsaft	6,9	71
Birnen	6,7	52
Süßkirschen	6,2	63
Äpfel	5,7	52
Feigen	5,5	63
Apfelsaft	5,3	49
Schwarze Johannisbeeren	5,2	57
Trockenaprikosen	5,1	250
Sauerkirschen	4,8	58
Kiwis	4,4	61
Sauerkirsch-Fruchtsaft	4,3	58
Mirabellen	4,3	64

▶▶

!

Meiden Sie Trockenfrüchte.

!

Beeren enthalten relativ viel Fruktose.

OBST	FRUKTOSE in g/100 g	kcal/100 g
Früchtemischung	4,2	86
Heidelbeeren	4,1	42
Stachelbeeren	4,0	44
Maracujas	4,0	80
Melone	3,9	38
Fruchtsaft, gemischt	3,8	63
Rote Johannisbeeren	3,8	43
Bananen	3,6	95
Birnen aus der Dose, abgetropft	3,5	84
Zitronen	3,5	56
Süßkirschen aus der Dose, abgetropft	3,2	91
Birnen-Fruchtnektar	3,1	68

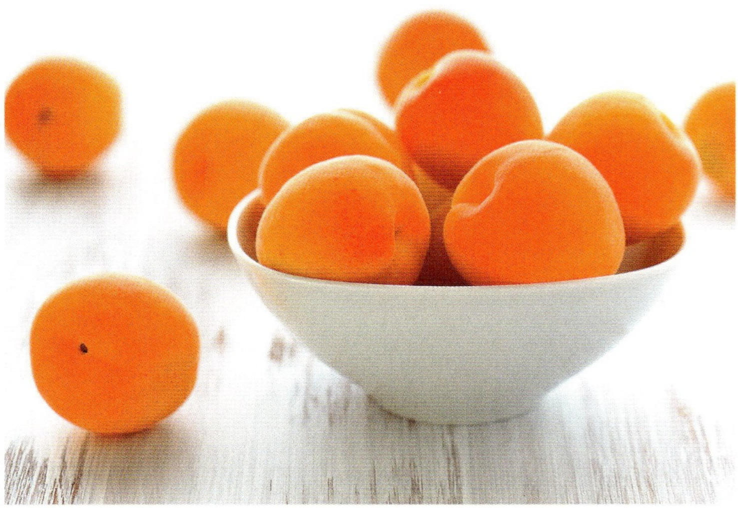

Aprikosen gehören zu den Früchten mit einem relativ niedrigen Fruchtzuckergehalt.

Obst und Obstprodukte mit niedrigem Fruktosegehalt

OBST	FRUKTOSE in g/100 g	kcal/100 g
Zwetschgen	2,0	43
Fruchtnektar aus gemischten Früchten	1,9	72
Pflaumensaft	1,8	49
Nektarinen	1,8	57
Sauerkirschkonfitüre	1,8	277
Clementinen	1,7	46
Kiwikonfitüre	1,6	279
Mirabellen- und Quittenkonfitüre	1,6	280
Sauerkirsch-Fruchtnektar	1,5	61
Heidelbeer- und Stachelbeerkonfitüre	1,5	272
Dosenobst, abgetropft	1,4	107
Rote-Johannisbeer-Konfitüre	1,4	272
Brombeeren	1,3	30
Mandarinen	1,3	50
Pfirsiche	1,2	41
Preiselbeerkonfitüre	1,2	270
Satsumas	1,2	46
Orangen-Fruchtnektar	1,2	63
Orangenkonfitüre	1,1	273
Pflaumen aus der Dose, abgetropft	1,1	81
Grapefruit-Fruchtnektar	1,0	64
Aprikosen	0,9	42
Erdbeerkonfitüre	0,8	268
Himbeer-Fruchtnektar	0,8	56

▶▶

!

Fruchtnektare werden oft gut vertragen.

!

Avocado hat zwar viele Kalorien, enthält aber keine Fruktose.

OBST	FRUKTOSE in g/100 g	kcal/100 g
Rote-Johannisbeer-Fruchtnektar	0,8	67
Himbeerkonfitüre	0,8	269
Mandarinen aus der Dose, abgetropft	0,7	83
Pfirsiche aus der Dose, abgetropft	0,6	76
Pfirsich-Fruchtnektar	0,5	60
Brombeerkonfitüre	0,5	267
Aprikosen aus der Dose, abgetropft	0,4	78
Rhabarber	0,4	13
Papaya	0,3	13
Aprikosenkonfitüre	0,3	272
Aprikosenfruchtnektar	0,3	58
Avocado	0,0	217

Noch geringer fällt die Fruktosebilanz in Papayas aus.

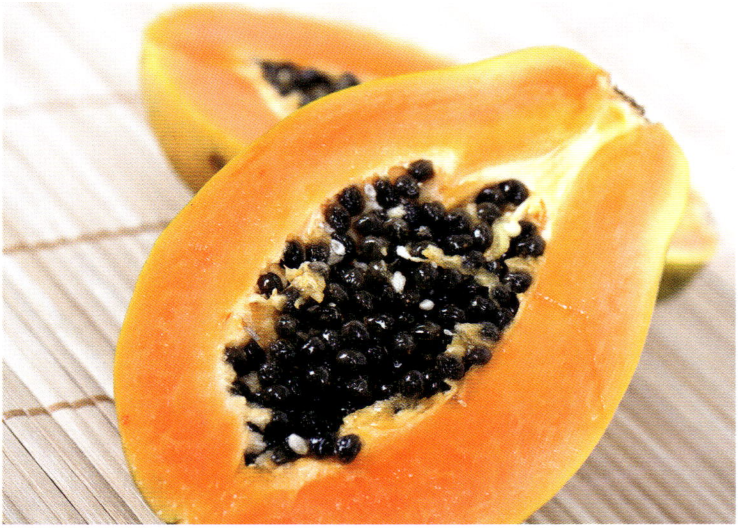

Andere Lebensmittel mit hohem Fruktosegehalt

LEBENSMITTEL	FRUKTOSE in g/100 g	kcal/100 g
Fruchtzucker	99,8	406
Diabetikerschokolade	54,9	409
Diabetikerbrotaufstriche	50,7	272
Getränkepulver	43,2	383
Blütenhonig-Mischungen	37,5	307
Kunsthonig	35,5	336
Pfeffernüsse	12,3	396
Studentenfutter mit Erdnüssen	11,5	484

!

Besonders viel Fruktose ist natürlich in Fruchtzucker zu finden.

Gemüse und Gemüseerzeugnisse mit hohem Fruktosegehalt

GEMÜSE	FRUKTOSE in g/100 g	kcal/100 g
Knoblauch	12,8	142
Tomatenkonzentrat	12,6	175
Tomatenketchup	12,0	110
Rote Paprika	3,7	37
Perlzwiebeln aus der Dose, abgetropft	2,9	62
Limabohnen, getrocknet, gegart	2,6	80
Rote Paprika aus der Dose	2,3	23

!

Gemüse enthält relativ wenig Fruktose.

Gemüse und Gemüseerzeugnisse mit niedrigem Fruktosegehalt

GEMÜSE	FRUKTOSE in g/100 g	kcal/100 g
Kräutermischung	1,9	45
Weißkohl	1,9	25
Petersilie	1,8	53
Kürbis, frisch, gegart	1,6	27
Kohlrübe, gegart	1,5	22
Tomaten, frisch, gegart	1,5	20
Weißkohl, frisch, gegart	1,4	20
Karotten	1,3	26
Tomaten	1,3	17
Rotkohl, frisch, gegart	1,3	18
Grüne Paprika	1,2	20
Fenchel	1,1	25
Auberginen, frisch, gegart	1,1	17
Dosentomaten, gegart	1,1	16
Karottensaft	1,1	22
Kohlrabi	1,1	25
Zwiebeln	1,1	28
Suppengrün	1,1	24
Karotten, frisch, gegart	1,0	21
Kichererbsen, getrocknet	1,0	325
Mixed Pickles aus der Dose	1,0	36
Rotkohl aus der Dose, gegart	1,0	15
Tomatensaft	1,0	15
Wachsbohnen, gegart	1,0	32

GEMÜSE	FRUKTOSE in g/100 g	kcal/100 g
Fenchel, frisch, gegart	0,9	22
Gurke	0,9	12
Porree, frisch, gegart	0,9	23
Spargel, frisch, gegart	0,9	16
Zwiebeln, gegart	0,8	24
Algen	0,8	37
Artischockenböden aus der Dose	0,8	12
Gemüsemischung, frisch, gegart	0,8	34
Karotten aus der Dose, gegart	0,8	17
Kohlrabi, frisch, gegart	0,8	20
Wachsbohnen aus der Dose, gegart	0,8	26
Brokkoli, frisch, gegart	0,7	23
Chicorée	0,7	17
Romanosalat	0,7	16
Spargel aus der Dose, gegart	0,7	14
Zucchini	0,7	19
Blumenkohl, frisch, gegart	0,6	18
Cornichons, sauer eingelegt	0,6	12
Eisbergsalat	0,6	13
Gartenbohnen, TK, gegart	0,6	27
Gewürzgurken, sauer eingelegt	0,6	12
Grünkohl, frisch, gegart	0,6	28

!

Dosengemüse kann eine gute Alternative zu frischem Gemüse sein.

!

Erbsen sind sowohl aus der Dose als auch tiefgekühlt fruktosearm.

GEMÜSE	FRUKTOSE in g/100 g	kcal/100 g
Mangold	0,6	25
Radicchio	0,6	14
Radieschen, Rettich	0,6	15
Rosenkohl, frisch, gegart	0,6	28
Schnittlauch	0,6	27
Sellerie und Bleichsellerie	0,6	17
Wirsing, frisch, gegart	0,6	22
Bleichsellerie, gegart	0,5	17
Brunnenkresse	0,5	19
Grünkohl aus der Dose, gegart	0,5	25
Kopfsalat	0,5	12
Sauerampfer	0,5	22
Chinakohl	0,4	14
Kresse	0,4	38
Chinakohl, frisch, gegart	0,3	12
Erbsen, frisch, gegart	0,3	84
Gemüsetrunk	0,3	12
Rote Bete, sauer eingelegt	0,3	30
Weinsauerkraut	0,3	17
Erbsen aus der Dose, gegart	0,2	70
Erbsen, TK, gegart	0,2	84
Feldsalat	0,2	14
Sauerkraut aus der Dose, abgetropft	0,2	16
Sauerkraut, frisch, gegart	0,2	17

GEMÜSE	FRUKTOSE in g/100 g	kcal/100 g
Zuckermais, frisch, gegart	0,2	89
Blattspinat, roh oder gegart	0,1	17
Endiviensalat	0,1	11
Knollensellerie, roh oder gegart	0,1	15
Pastinaken, roh oder gegart	0,1	17
Spinat, TK, gegart	0,1	20
Zuckermais aus der Dose, abgetropft	0,1	76
Schwarzwurzel frisch oder aus der Dose, gegart	0,0	17

!

Schwarzwurzel enthält keine Fruktose

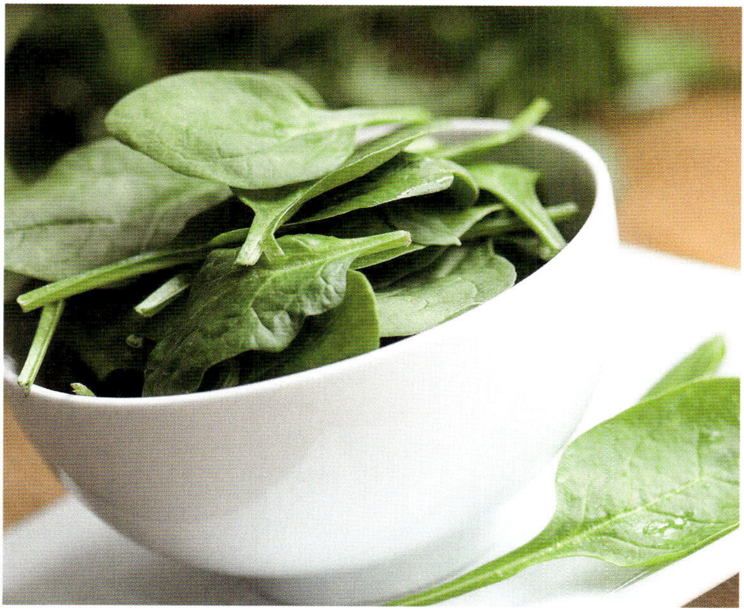

Ob frisch oder tiefgekühlt – Spinat gehört zu den Gemüsesorten mit dem niedrigsten Fruktosegehalt.

Auf einen Blick: Was dürfen Sie bei Fruktoseintoleranz essen und was nicht?

LEBENSMITTEL	GEEIGNET	UNGEEIGNET
Milch und Milchprodukte	Trinkmilch, Buttermilch, Sauermilch, Dickmilch, Joghurt, Kefir, Sahne, ungesüßte Kondensmilch	Gesüßte Sahne, gesüßte Kondensmilch, Milchprodukte mit Früchtezusatz oder Zuckeralkoholen, gesüßte Milchprodukte
Käse	Quark, Frischkäse, Weichkäse, Schnittkäse, Schmelzkäse, alle Sorten ohne Kräuter und ohne Gemüsezusatz	Käsezubereitungen mit Kräutern oder Gemüse
Eier	In jeder Form	
Fleisch, Geflügel, Wild, Innereien, Fisch	Frisch oder TK, nicht verzehrsfertig zubereitet	Fertiggerichte aus Dosen, Gläsern, Bechern oder TK, in Marinaden eingelegte Produkte
Fleischwaren, Wurst	Schinken, Wurst ohne Zucker und ohne Fruktose	Wurst, in der Zucker oder Fruktose als Gewürz enthalten ist, handelsübliche Wurst-, Fleisch- und Fleischsalate, Fischkonserven mit Tunke
Fette	Butter, Margarine, Öl, Schmalz, Essig (am besten Kräuteressig, auf die Zutatenliste achten)	
Nährmittel	Fein vermahlene Vollkornprodukte; Mais, Stärke, Reis, Hirse, Gries, Hafer, Roggen, Gerste, Weizen und daraus hergestellte Speisen wie Teigwaren, Spätzle, Reiswaffeln, Gnocchi	Grobe Vollkornprodukte; Cornflakes, gesüßte Getreideflocken, gesüßte Fertigbreie, gesüßte Pudding- und Dessertpulver, Fertigkuchenmischungen, Sojamehl
Brot	Brötchen, alle Brotsorten, die ohne Zucker, Honig oder Sirup hergestellt sind, Salzstangen, Kuchen mit Traubenzucker gesüßt	Kuchen, Gebäck, Brotsorten mit Zucker, Honig oder Fruktose gesüßt

LEBENSMITTEL	GEEIGNET	UNGEEIGNET
Süßigkeiten	Traubenzucker, Dextrine, Malzzucker, Dextroenergen, Süßstoffe (Saccharin, Aspartam, Cyclamat), Stevia, Reissirup	Fruchtzucker, Haushaltszucker, Sirup, Honig, Diabetikerzucker, Diabetikersüßigkeiten, Zuckeraustauschstoffe (Sorbit, Fruktose), Marmelade, Schokolade, Pralinen, Eis, Marzipan, Bonbons, Gummibärchen u. a.
Obst	Bananen (nicht mehr als 1 pro Tag, hat viel Zucker), Papaya, indische Feige, Avocado, Mandarine (viel Zucker), Zitrone, Limette, Kokosnuss, Nüsse (außer Erdnüsse!) in geringen Mengen; kleine Mengen Zitronensaft	Fast alle Obstsorten, z. B. Äpfel, Birnen, Pflaumen, Pfirsich, Marillen sowie daraus hergestellte Produkte wie Trockenfrüchte
Gemüse	**Fruktosegehalt unter 1 g/100 g:** *Gut verträglich:* z. B. Spinat, Bambussprossen, Sellerie, Kichererbsen, Erbsen, Mangold, Zuckermais, Rhabarber, Kochbanane *Meist verträglich:* z. B. Blumenkohl, Kohlrabi und Spargel (in kleineren Mengen), Weißkohl, Brokkoli, Fenchel, Kürbis, Zucchini, Karotte *Salate:* z. B. Feldsalat, Endiviensalat, Salatgurke, Chinakohl, Zucchini, Chicoree, Kopfsalat, Rucola, Radieschen, Rettich, rote Rübe	**Fruktosegehalt über 1 g/100 g:** z. B. Knoblauch, Paprika, Tomaten
Gewürze	Salz, Pfeffer, Dill, Safran, Vanillemark, Essig, Backpulver, Hefe	Mayonnaise, Ketchup, fertige Saucen und Dressings
Getränke	Tee, Kaffee, reines Kakaopulver, Mineralwasser, klarer Schnaps , Bier	Frucht- und Gemüsesäfte frisch und abgepackt; Wein, Sekt, Most, Cider, Früchtetee, Kräutertee, Instantgetränke, Limonaden, Cola, Milchmixgetränke, Magenbitter, Cocktails

!

Eine Ernährungsfachkraft begleitet Sie bei der Ernährungsumstellung.

15 Ernährungstipps für das tägliche Leben

1 Ziehen Sie für die Ernährungsumstellung eine erfahrene Ernährungsfachkraft zurate, die Sie durch diese Phase begleitet. Wenn Sie lediglich auf eigene Faust alle fruktosehaltigen Lebensmittel meiden, so kann dies langfristig zu Mangelerscheinungen führen.

2 Führen Sie ein Tagebuch, um Ihre persönliche Fruktoseintoleranz-Schwelle herauszufinden. Notieren Sie darin Art und Menge der Speisen sowie möglicherweise auftretende Beschwerden.

3 Verwenden Sie zum Süßen Traubenzucker, Malzzucker, Milchzucker, Süßstoff (Saccharin, Aspartam, Cyclamat) und Maltodextrin. Diese bereiten keine Probleme. Vorsicht aber mit Zuckeraustauschstoffen wie Sorbit: Sie werden in der Leber zur Fruktose umgewandelt und sind daher nicht zu empfehlen.

4 Studieren Sie beim Einkauf stets das Zutatenverzeichnis und lassen Sie alles links liegen, was Saccharose oder Fruktose und daraus hergestellte Zutaten enthält. Meiden Sie auch den Verzehr von sorbitreichen Lebensmitteln (vor allem Light-Produkte).

5 Ihre Basiskost sollte eine leichte Vollkost sein. Sie besteht aus wenig Fett sowie wenig blähenden und scharfen Anteilen.

6 Backen Sie Kuchen nicht mit Haushaltszucker, sondern mit Traubenzucker. Dieser hat jedoch weniger Süßkraft: Rechnen Sie daher mit der 1,3-fachen Menge Traubenzucker. Da Traubenzucker überdies den Teig knuspriger macht, stellen Sie eine etwas niedrigere Backtemperatur ein. Bedenken Sie aber auch: Weil man mehr Traubenzucker braucht, haben Speisen mit Traubenzucker mehr Kalorien.

7 Süßen Sie Süßspeisen wie Quark, Joghurt oder Pudding sowie selbst gemachte Marmeladen und Konfitüren mit einer Mischung aus Traubenzucker und Süßstoff.

8 Für ein schmackhaftes Müsli mischen Sie 25 g Traubenzucker und 1 El Öl und erhitzen die Mischung, bis eine klare Flüssigkeit entsteht. Mit Getreideflocken und Nüssen vermischen.

9 Verzehren Sie nicht zu viel Traubenzucker auf einmal. Mehr als 100 g in der Stunde kann selbst bei Gesunden Verdauungsprobleme hervorrufen.

10 Wenn Sie geringe Mengen Fruktose vertragen, können Sie die Verträglichkeit weiter steigen, indem Sie fruktosehaltige Lebensmittel zusammen mit Traubenzucker verzehren, denn Traubenzucker verbessert die Fruktoseaufnahme. Zuckern Sie frische Früchte zum Beispiel mit Traubenzucker oder verkochen Sie sie. Als Mus oder Kompott, gesüßt mit Traubenzucker, hat es eine bessere Verträglichkeit.

11 Vertragen Sie nur sehr wenig Fruktose, sind Nahrungsergänzungsmittel auf der Basis von Obst und Gemüse und Früchtetee tabu.

12 Vorsicht mit Erfrischungsgetränken, Gebäck, Fruchteis, manchen Kaugummis, Marmelade und anderen süßen Brotaufstrichen, Süßigkeiten, trockenem und frischem Obst, Honig, Haushaltszucker, fertigen Soßen, Salatdressings und Tomatenketchup – sie alle enthalten Fruchtzucker. Dasselbe gilt für Diabetikerprodukte.

13 Verzehren Sie nach Belieben Milch und Milchprodukte sowie Fette und Öle; diese enthalten keine Fruktose. Auch bei den meisten Gemüsesorten stehen die Zeichen auf Grün.

14 Ersetzen Sie Obst durch schonend zubereitetes Gemüse.

15 Meiden Sie Vollkornprodukte, Kohlgemüse, Hülsenfrüchte und Artischocken. Sie haben einen hohen Anteil an Ballaststoffen und können die Beschwerden noch verstärken.

!

Versuchen Sie die Fruktoseverträglichkeit mit Traubenzucker zu steigern.

2 fruktosereduzierte Tagespläne

1. Tagesplan: fruktosereduziert

LEBENSMITTEL	MENGE g	ENERGIE kcal	EIWEISS g	FETT g	KH g	SORBIT g	FRUKTOSE g
Frühstück: Deftige Vollkornbrote und Kaffee mit Milch							
2 Scheiben Vollkornbrot	100	187,9	6,5	1	37,6	0	0,1
Butter	10	74,1	0,1	8,3	0,1	0	0
Quark mit Kräutern, Fettstufe	30	34	1,6	1,4	3,5	0	0,2
Kalbsleberwurst	20	63,3	3,4	5,5	0,3	0	0
Kaffee mit Milch	250	10,2	0,8	0,3	1,1	0	0
eventuell Glukose oder Süßstoff für den Kaffee							
Zwischendurch: Schokojoghurt							
1 Naturjoghurt, 3,5 % Fett	150	98,6	4,9	5,7	6	0	0
Kakaopulver	3	10,3	0,6	0,7	0,3	0	0
Glukose oder Süßstoff, Zimt, Vanillearomaöl							
Mittagessen: In Walnussöl gebratene Schwarzwurzeln mit Naturreis und gebratenem Kabeljaufilet, Schokoladenpudding							
Frische Schwarzwurzel	250	41,8	3,5	1	4,1	0	0,1
Walnussöl	5	44	0	5	0	0	0
Salz, Pfeffer, geriebene Limettenschale							
Reis, ungeschält	250	280,2	6,4	1,9	58,3	0	0,1
Kabeljau	120	107,6	24,4	1	0	0	0
Rapsöl	5	43,8	0	4,9	0	0	0
Limettensaft, Salz, wenig Chili, Pfeffer							

LEBENSMITTEL	MENGE g	ENERGIE kcal	EIWEISS g	FETT g	KH g	SORBIT g	FRUKTOSE g
Milch, entrahmt	200	72,2	7	0,2	10	0	0
Schokoladenpuddingpulver ohne Zucker	20	76,5	0,1	0,1	18,4	0	0
Rumaroma, Glukose oder Süßstoff, Vanillemark							
Zwischendurch: Rhabarber-Dickmilch							
Frischer Rhabarber, gekocht	200	26,3	1,2	0,2	2,7	0	0,8
Naturdickmilch	100	63,6	3,4	3,5	4	0	0
Glukose oder Süßstoff, Zimt, Vanillearomaöl							
Abendessen: Vollkornbrote mit Harzer und gekochtem Schinken und Wachsbohnensalat							
2 Scheiben Vollkornbrot mit Ölsamen	100	203,9	7,1	2,9	36,5	0	0,1
Margarine Linolsäure >50 %	10	70,9	0	8	0	0	0
Sauermilchkäse, Magerstufe	30	39,4	9	0,2	0	0	0
Gekochter Schinken	20	23,3	3,7	0,9	0,2	0	0
Grüne Bohnen	250	78,9	4,2	0,5	13,7	0	2,4
Salz, Pfeffer, Zwiebel und Knoblauch nach Geschmack, Weißweinessig, wenig Glukose oder Süßstoff							
Rapsöl	5	43,8	0	4,9	0	0	0
Spätmahlzeit: Avocado							
1 Avocado	150	325,9	2,8	35,3	0,6	0	0
Limettensaft, Salz, Pfeffer							
Summe		**2129,8**	**93,5**	**94,8**	**218,9**	**0**	**3,8**

Trinken Sie über den Tag verteilt Getränke wie Tee, Wasser oder Mineralwasser.

2. Tagesplan: streng fruktosereduziert

LEBENSMITTEL	MENGE g	ENERGIE kcal	EIWEISS g	FETT g	KH g	SORBIT g	FRUKTOSE g	SACCHA-ROSE g
Frühstück: Deftiges Vollkornbrötchen und Kaffee mit Milch								
1 Vollkornbrötchen	100	221,8	8	1,5	43,3	0	0	0,4
Butter	10	74,1	0,1	8,3	0,1	0	0	0
Edamer	30	106,3	7,4	8,5	0	0	0	0
Kalbsleberwurst	20	63,3	3,4	5,5	0,3	0	0	0
Kaffee mit Milch	250	10,2	0,8	0,3	1,1	0	0	0
Zwischendurch: Joghurt								
1 Joghurt, 3,5 % Fett	150	98,6	4,9	5,7	6	0	0	0
Vanillearomaöl, etwas Süßstoff oder Glukose								
Mittagessen: Endiviengemüse mit Reis und Kabeljaufilet, Vanillepudding								
Frische Endivien	200	22	3,5	0,4	0,6	0	0,1	0,4
Walnussöl	5	44	0	5	0	0	0	0
Reis, geschält	200	185,9	4,1	0,4	41	0	0	0
Kabeljau	120	107,6	24,4	1	0	0	0	0
Rapsöl	5	43,8	0	4,9	0	0	0	0
Milch, entrahmt	200	72,2	7	0,2	10	0	0	0
Vanillepudding-pulver	20	76,5	0,1	0,1	18,4	0	0	0
Süßstoff oder Glukose								
Zwischendurch: Dickmilch								
Dickmilch	200	127,2	6,8	7	8	0	0	0
eventuell Süßstoff oder Glukose, Rumaroma								

LEBENSMITTEL	MENGE g	ENERGIE kcal	EIWEISS g	FETT g	KH g	SORBIT g	FRUKTOSE g	SACCHAROSE g
Abendessen: Vollkornbrote mit Sauermilchkäse und Teewurst								
1 Scheibe Vollkornbrot	50	93,9	3,2	0,5	18,8	0	0	0,3
1 Scheibe Vollkornbrot mit Ölsamen	50	101,9	3,6	1,5	18,3	0	0	0,3
Margarine Linolsäure >50%	10	70,9	0	8	0	0	0	0
Sauermilchkäse, Magerstufe	30	39,4	9	0,2	0	0	0	0
Teewurst	30	110,2	4,3	10,4	0,1	0	0	0
Spätmahlzeit: Joghurt mit Avocado								
1 Joghurt, 3,5 % Fett	200	131,5	6,6	7,6	8	0	0	0
1 Avocado	150	325,9	2,8	35,3	0,6	0	0	0
Summe		**2127**	**100**	**112,3**	**174,5**	**0**	**0,1**	**1,4**

Trinken Sie über den Tag verteilt Getränke wie Tee, Wasser oder Mineralwasser.
Die Einnahme von Vitamin- und Mineralstoffpräparaten ist in jedem Falle wichtig und muss nach Absprache mit dem Arzt beziehungsweise Diätassistenten täglich erfolgen.

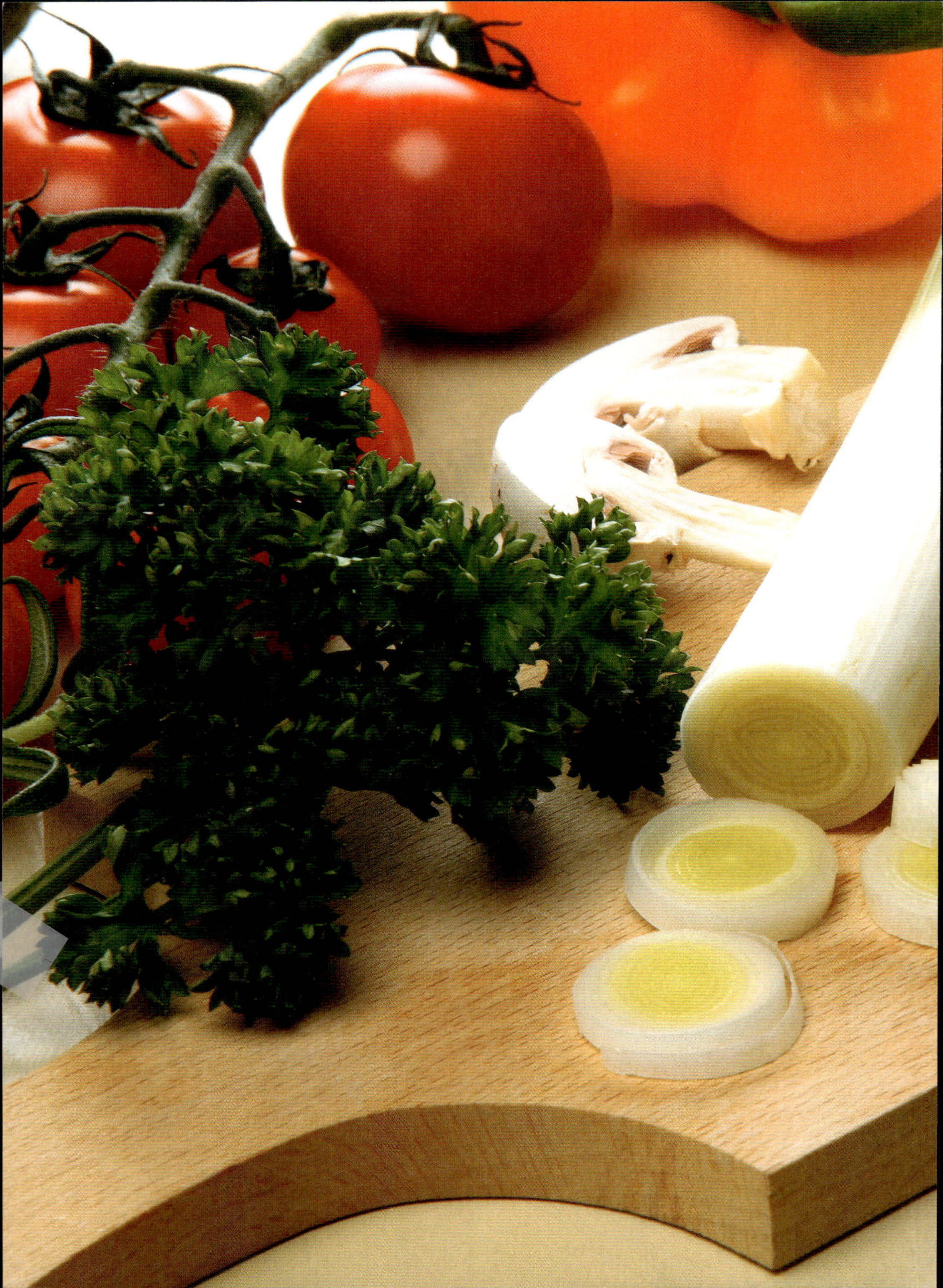

50 REZEPTE – LECKER ESSEN BEI FRUKTOSE-INTOLERANZ

Die Diagnose Fruktoseintoleranz bedeutet in der Regel nicht, dass Sie komplett und für immer auf Lebensmittel mit Fruktose verzichten müssen. Eine fruktosearme Ernährung kann die Beschwerden nicht nur lindern, sondern sogar die Fruktoseverträglichkeit wieder normalisieren. Dass der Genuss dabei nicht zu kurz kommt, zeigen die folgenden erprobten Rezepte für jeden Tag.

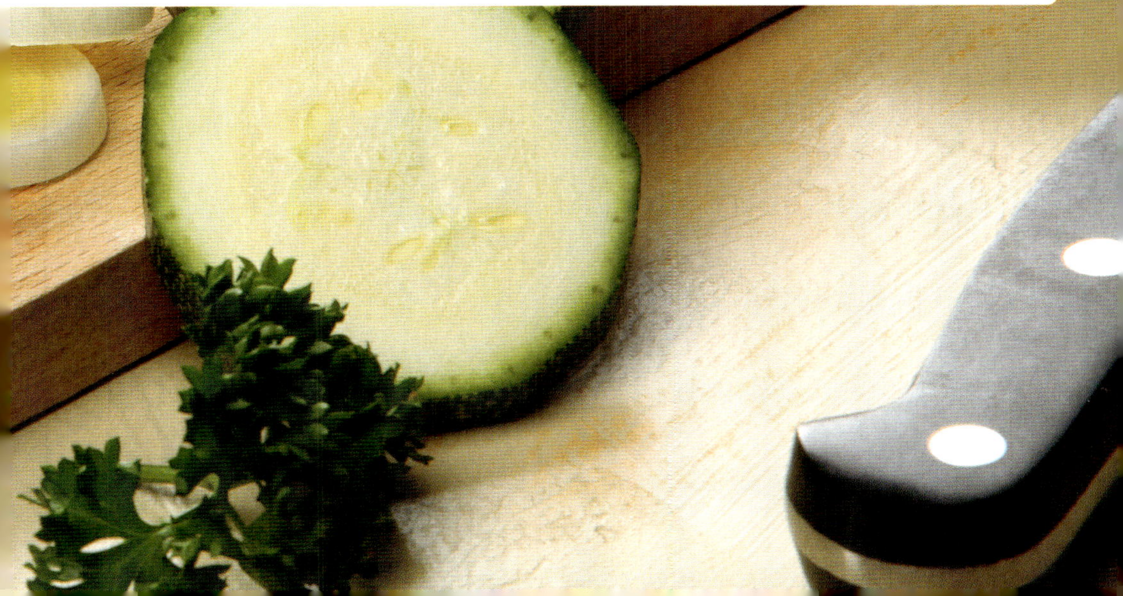

LECKERE FRÜHSTÜCKSIDEEN

Käserührei mit Tomatenbrot

gelingt leicht

Zubereitungszeit: 15 Minuten
Garzeit: ca. 10 Minuten

Eine Portion enthält:

330 kcal/1379 kJ	24 g Kohlenhydrate
16 g Eiweiß	0,4 g Fruktose
19 g Fett	

Zutaten für 2 Personen

2 Eier
2 EL kohlensäurehaltiges Mineralwasser
1 Stück Emmentaler, 45 % Fett i. Tr. (ca. 30 g)
1 TL Schnittlauchröllchen
Salz, Pfeffer
1 TL Rapsöl
1 Tomate
2 Scheiben Vollkornbrot
2 TL Diätmargarine

TIPPS UND HINWEISE

Empfindliche Patienten ersetzen die Tomate durch Salatgurke.

Zubereitung

1 Die Eier und das Mineralwasser in einer Schüssel mit dem Schneebesen verquirlen. Den Käse in kleine Würfel schneiden und zusammen mit den Schnittlauchröllchen unter die Eier schlagen.

2 Die Eimasse mit Salz und Pfeffer würzen und das Öl in einer beschichteten Pfanne erhitzen. Eier zugießen und bei milder Hitze stocken lassen.

3 Die Tomate waschen und halbieren, den Strunk entfernen und die Tomatenhälften in schmale Scheiben schneiden.

4 Die Brotscheiben mit Margarine bestreichen und mit den Tomatenscheiben belegen. Dazu das Rührei servieren.

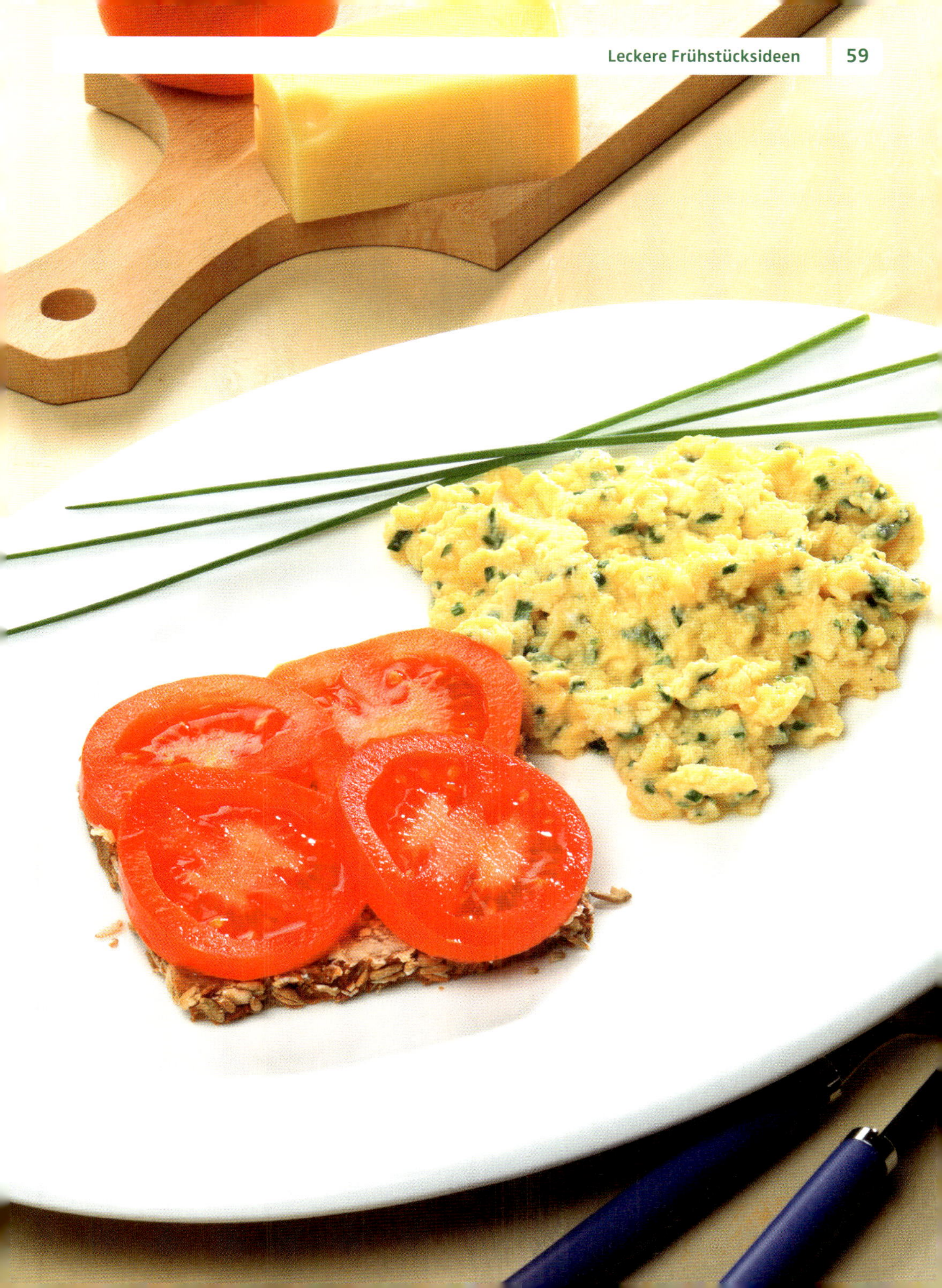

Schinkentoast mit gekochtem Ei

gelingt leicht

Zubereitungszeit: 10 Minuten
Garzeit: ca. 5 Minuten

Eine Portion enthält:

343 kcal/1434 kJ	28 g Kohlenhydrate
20 g Eiweiß	0,2 g Fruktose
16 g Fett	

Zutaten für 2 Personen

2 Eier
4 Scheiben Vollkorntoastbrot
2 TL Butter
2 Scheiben gekochter Schinken
1 TL Schnittlauchröllchen

Zubereitung

1 Die Eier in kochendem Wasser wachsweich kochen (ca. 4–5 Minuten).

2 Die Toastbrotscheiben im Toaster goldgelb rösten und etwas abkühlen lassen.

3 Die Toastscheiben mit Butter bestreichen, die Schinkenscheiben halbieren und die Toastbrote damit belegen. Schnittlauchröllchen darüberstreuen und die Toasts mit den abgeschreckten Eiern servieren.

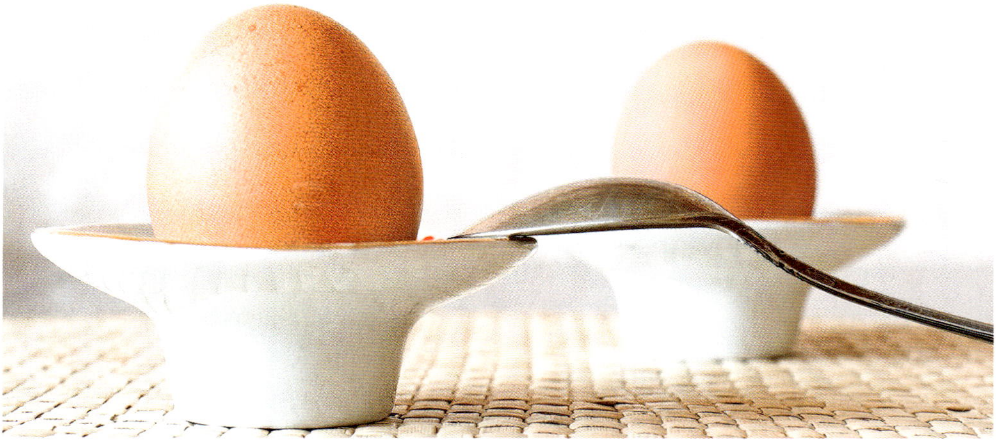

Schafskäseaufstrich

geht schnell

Zubereitungszeit: 10 Minuten

Eine Portion enthält:

100 kcal/418 kJ	3 g Kohlenhydrate
9 g Eiweiß	0,3 g Fruktose
6 g Fett	

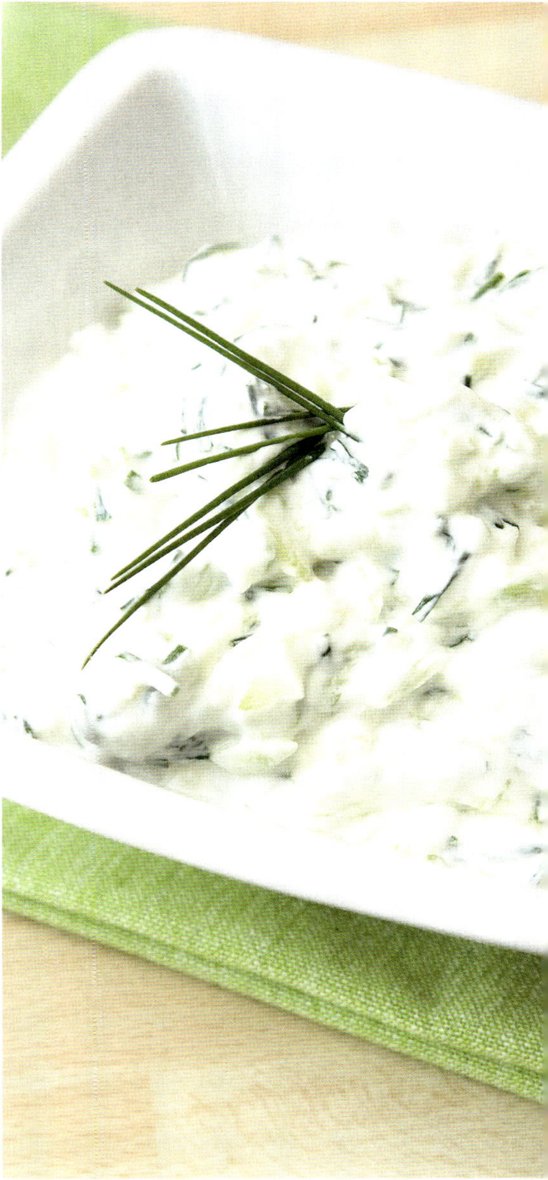

Zutaten für 2 Personen

4 gehäufte EL Quark, Halbfettstufe
kohlensäurehaltiges Mineralwasser
1 Stück Schafskäse (ca. 30 g)
1 TL gehackte Kräuter, z. B. Petersilie
Pfeffer
1 Stück Salatgurke (ca. 60 g)

Zubereitung

1 Den Quark und einen Schuss Mineralwasser mit einem Schneebesen glatt rühren. Den Schafskäse zerbröckeln und mit den Kräutern und dem Pfeffer zum Quark geben.

2 Gurke waschen, putzen und fein reiben. Die Gurkenraspel unter den Quark mengen und eventuell nochmals abschmecken.

Forellencreme

geht schnell

Zubereitungszeit: 10 Minuten

Eine Portion enthält:

164 kcal/686 kJ	1 g Kohlenhydrate
14 g Eiweiß	0,1 g Fruktose
11 g Fett	

Zutaten für 2 Personen

1 Forellenfilet (ca. 100 g)
2 gehäufte EL Meerrettichfrischkäse, 60 % Fett i. Tr.
1 TL Dijonsenf
1 TL gehackter Dill
1 TL Zitronensaft
Salz, Pfeffer

Zubereitung

1 Das Forellenfilet in mundgerechte Stücke zerteilen, in eine Schüssel geben und mit dem Frischkäse und dem Senf verrühren.

2 Dill, Zitronensaft und Gewürze untermengen und abschmecken.

Thunfischaufstrich

geht schnell

Zubereitungszeit: 10 Minuten

Eine Portion enthält:

196 kcal/819 kJ	2 g Kohlenhydrate
10 g Eiweiß	0,4 g Fruktose
17 g Fett	

Zutaten für 2 Personen

60 g Thunfisch aus der Dose
1 Stück Salatgurke (ca. 60 g)
½ kleine Zwiebel
2 gehäufte EL Frischkäse, fettreduziert
Salz, Pfeffer

Zubereitung

1 Den Thunfisch gut abtropfen lassen und etwas zerpflücken. Die Gurke waschen, putzen und in kleine Würfel schneiden. Die Zwiebel schälen und ebenfalls fein würfeln.

2 Den Frischkäse mit Thunfisch, Gurke und Zwiebel glatt rühren, eventuell etwas Mineralwasser zugeben. Zuletzt mit Salz und Pfeffer würzen.

Kretisches Bauernfrühstück

preiswert

Zubereitungszeit: 15 Minuten
Garzeit: ca. 20 Minuten

Eine Portion enthält:

297 kcal/1242 kJ	20 g Kohlenhydrate
14 g Eiweiß	0,7 g Fruktose
18 g Fett	

Zutaten für 2 Personen

240 g gekochte Kartoffeln (vom Vortag)
1 Zucchini (ca. 120 g)
½ kleine Zwiebel
2 Eier
1 Stück Schafskäse (ca. 30 g)
Salz, Pfeffer
1 Zweig Thymian
1 EL Olivenöl

Zubereitung

1 Die Kartoffeln schälen und in schmale Scheiben schneiden. Zucchini waschen, putzen und in Würfel schneiden. Zwiebel schälen und ebenfalls würfeln.

2 Die Eier in eine kleine Schüssel aufschlagen und mit dem Schneebesen verquirlen. Den Schafskäse zerbröckeln und mit den Gewürzen unter das Ei rühren.

3 Thymian waschen, trocken schütteln, die Blättchen abzupfen und ebenfalls unter das Ei mengen.

4 Das Öl in einer beschichteten Pfanne erhitzen, die Kartoffelscheiben darin bei starker Hitze ca. 3–4 Minuten anbraten, Zwiebel- und Zucchiniwürfel zugeben und bei mittlerer Hitze ca. 5 Minuten weiterbraten. Mit Salz und Pfeffer würzen, die Eier darübergießen und bei mittlerer Hitze zugedeckt ca. 7–10 Minuten stocken lassen.

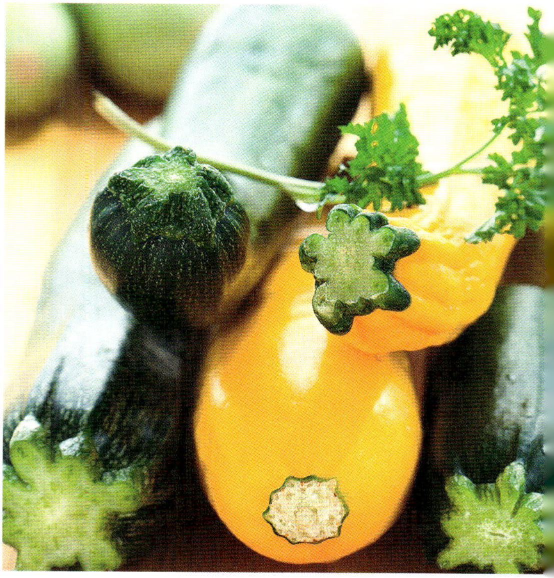

Eieraufstrich

gelingt leicht

Zubereitungszeit: 10 Minuten
Garzeit: ca. 15 Minuten

Eine Portion enthält:

280 kcal/1170 kJ
9 g Eiweiß
27 g Fett
2 g Kohlenhydrate
0,3 g Fruktose

Zutaten für 2 Personen

2 Eier
1 kleine Zwiebel
1 TL Rapsöl
2 gehäufte EL Butter
1 TL Senf
Salz, Pfeffer
1 TL Schnittlauchröllchen

Zubereitung

1 Die Eier in kochendem Wasser 10 Minuten lang hart kochen. Danach abschrecken, pellen und fein hacken.

2 Die Zwiebel schälen und in feine Würfel schneiden, das Öl erhitzen und die Zwiebelwürfel darin andünsten.

3 Eier und Zwiebelwürfel in einer kleinen Schüssel mit der weichen Butter vermischen und mit Senf, Salz und Pfeffer abschmecken.

4 Die Schnittlauchröllchen darüberstreuen und servieren.

Scharfer Hüttenkäse

geht schnell

Zubereitungszeit: 10 Minuten

Eine Portion enthält:

72 kcal/301 kJ
8 g Eiweiß
3 g Fett
3 g Kohlenhydrate
0,3 g Fruktose

Zutaten für 2 Personen

4 EL Hüttenkäse
1 EL Meerrettich aus Tube oder Glas
4 Radieschen
Salz, Pfeffer
1 EL Schnittlauchröllchen

Zubereitung

1 Den Hüttenkäse mit dem Meerrettich verrühren.

2 Die Radieschen waschen, putzen und in schmale Stifte schneiden. Unter den Hüttenkäse mengen und mit Salz, Pfeffer und Schnittlauch abschmecken.

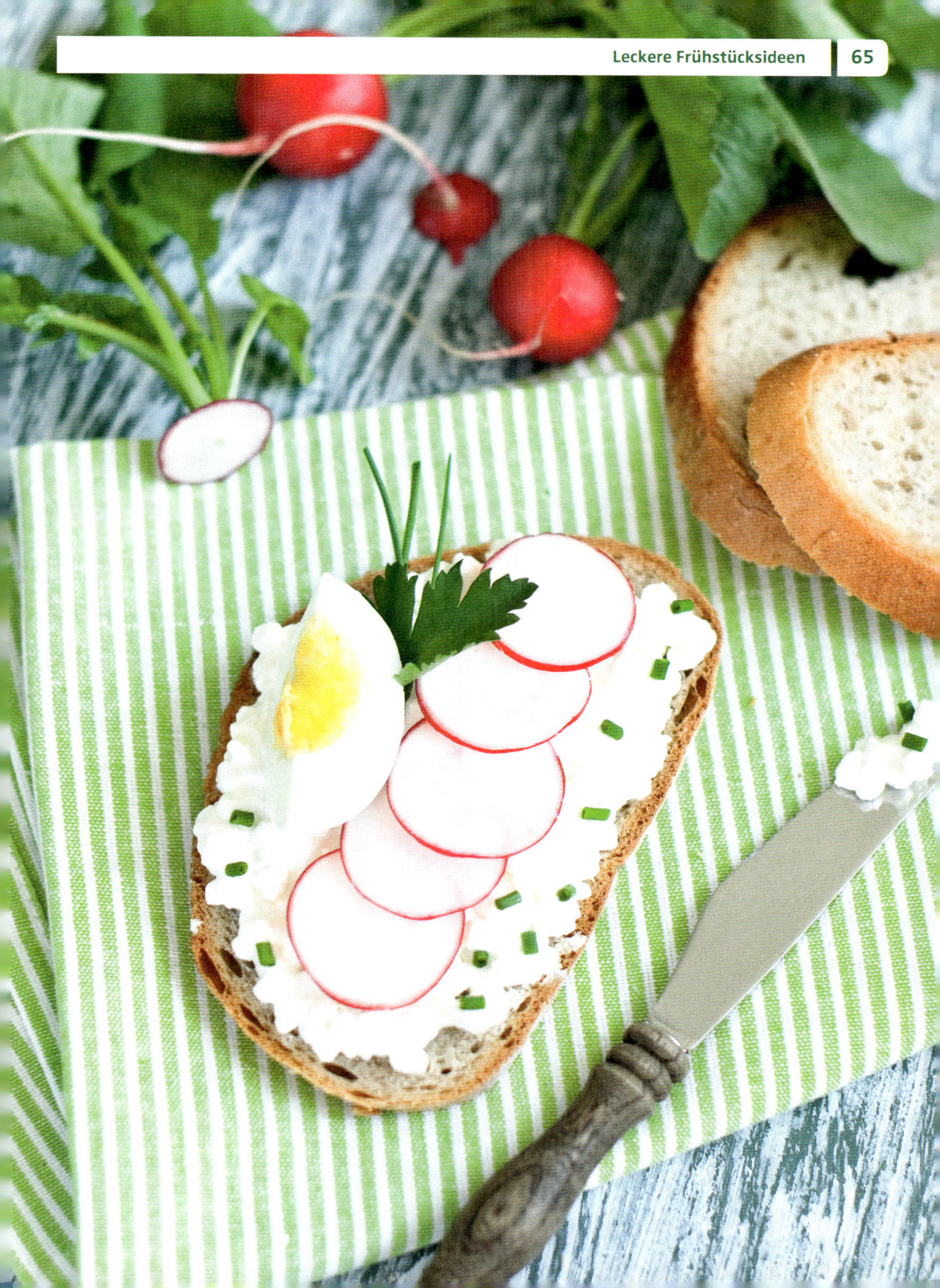

Aprikosen-Pistazien-Quark

geht schnell

Zubereitungszeit: 10 Minuten

Eine Portion enthält:

196 kcal/819 kJ
15 g Kohlenhydrate
13 g Eiweiß
0,2 g Fruktose
9 g Fett

Zutaten für 2 Personen

200 g Quark, 20 % Fett
4 EL Naturjoghurt, 3,5 % Fett
flüssiger Süßstoff
4 EL Aprikosen aus der Dose
2 TL Pistazien, ungesalzen

Zubereitung

1 Quark und Joghurt mit einem Schneebesen glatt rühren. Mit Süßstoff süßen, Aprikosen in Würfel schneiden und unter den Quark mengen.

2 Die Pistazien grob hacken und über den Quark streuen.

Kerniger Papaya-Joghurt

gelingt leicht

Zubereitungszeit: 10 Minuten

Eine Portion enthält:

195 kcal/815 kJ
9 g Kohlenhydrate
8 g Eiweiß
0,2 g Fruktose
14 g Fett

Zutaten für 2 Personen

200 g Naturjoghurt, 3,5 % Fett
flüssiger Süßstoff
1 Stück Papaya (ca. 120 g)
1 TL Walnüsse
1 TL Pinienkerne
1 TL Sonnenblumenkerne

Zubereitung

1 Den Joghurt mit Süßstoff süßen. Die Papaya schälen und die Kerne entfernen, das Fruchtfleisch in kleine Würfel schneiden.

2 Nüsse und Kerne in einer beschichteten Pfanne ohne Fettzugabe anrösten, bis sie aromatisch zu duften beginnen. Sofort herausnehmen, etwas abkühlen lassen und mit den Papayawürfeln unter den Joghurt mengen.

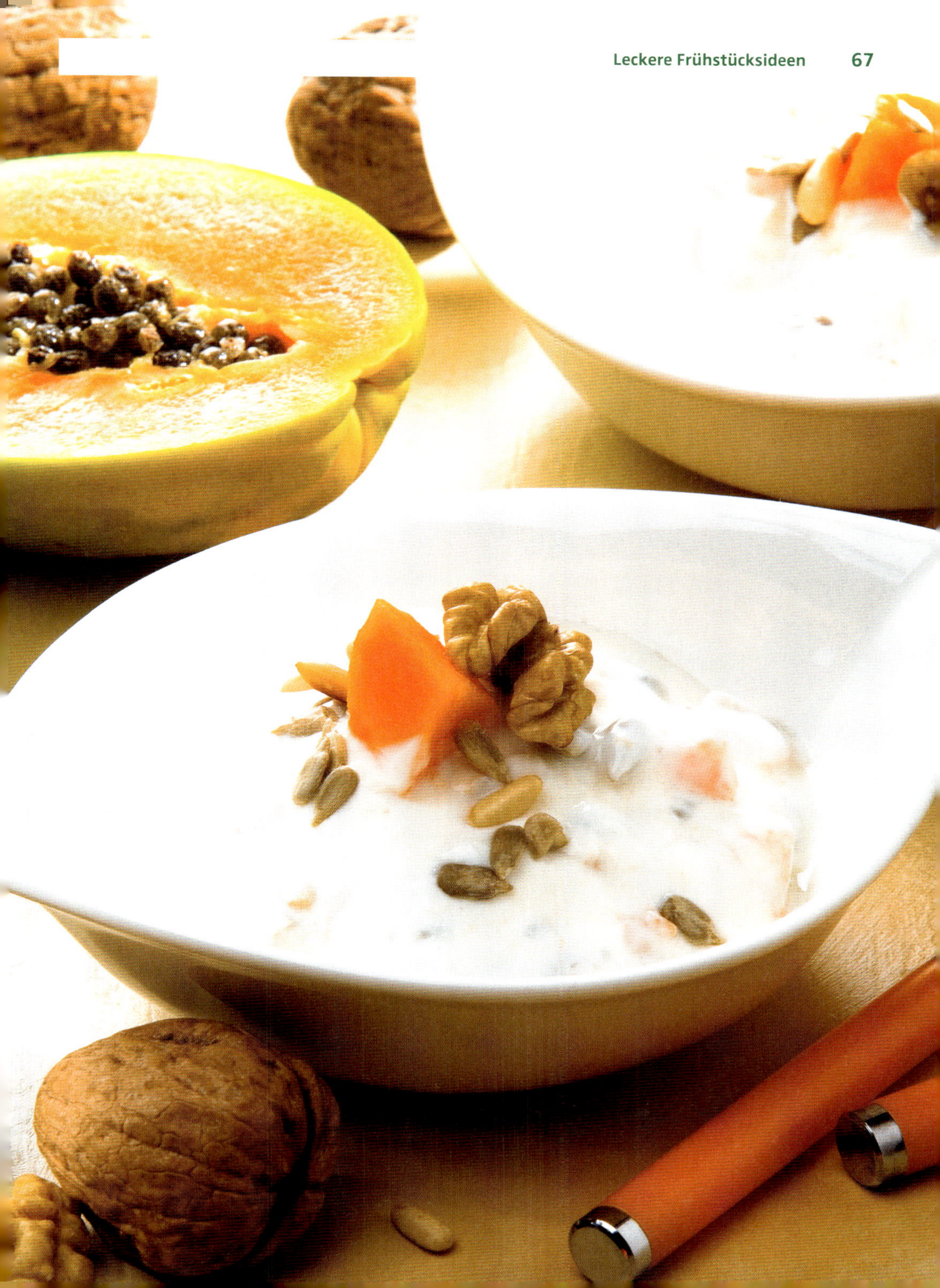

Körniger Brombeer-frischkäse

geht schnell

Zubereitungszeit: 10 Minuten

Eine Portion enthält:

146 kcal/610 kJ
14 g Eiweiß
6 g Fett
7 g Kohlenhydrate
0,5 g Fruktose

Zutaten für 2 Personen

200 g körniger Frischkäse
4 EL Naturjoghurt, 3,5 % Fett
flüssiger Süßstoff
80 g frische Brombeeren

Zubereitung

1 Frischkäse und Joghurt glatt rühren und mit Süßstoff süßen.

2 Die Brombeeren kurz waschen, verlesen, entkelchen und mit einem Pürierstab zu einem feinen Mus verarbeiten. Falls die Kerne stören, die Masse durch ein feines Haarsieb streichen.

3 Das Brombeermus unter den Frischkäse mengen und gleich servieren.

Kefir-Mandarinen-Müsli

geht schnell

Zubereitungszeit: 5 Minuten

Eine Portion enthält:

209 kcal/874 kJ
9 g Eiweiß
5 g Fett
28 g Kohlenhydrate
0,3 g Fruktose

Zutaten für 2 Personen

300 ml Kefir
flüssiger Süßstoff
4 EL Mandarinen aus der Dose
2 gehäufte EL Haferflocken
2 TL Leinsamen

Zubereitung

1 Den Kefir mit Süßstoff süßen und die Mandarinen untermengen.

2 Die Haferflocken und Leinsamen vermischen und ebenfalls unter den Kefir mischen.

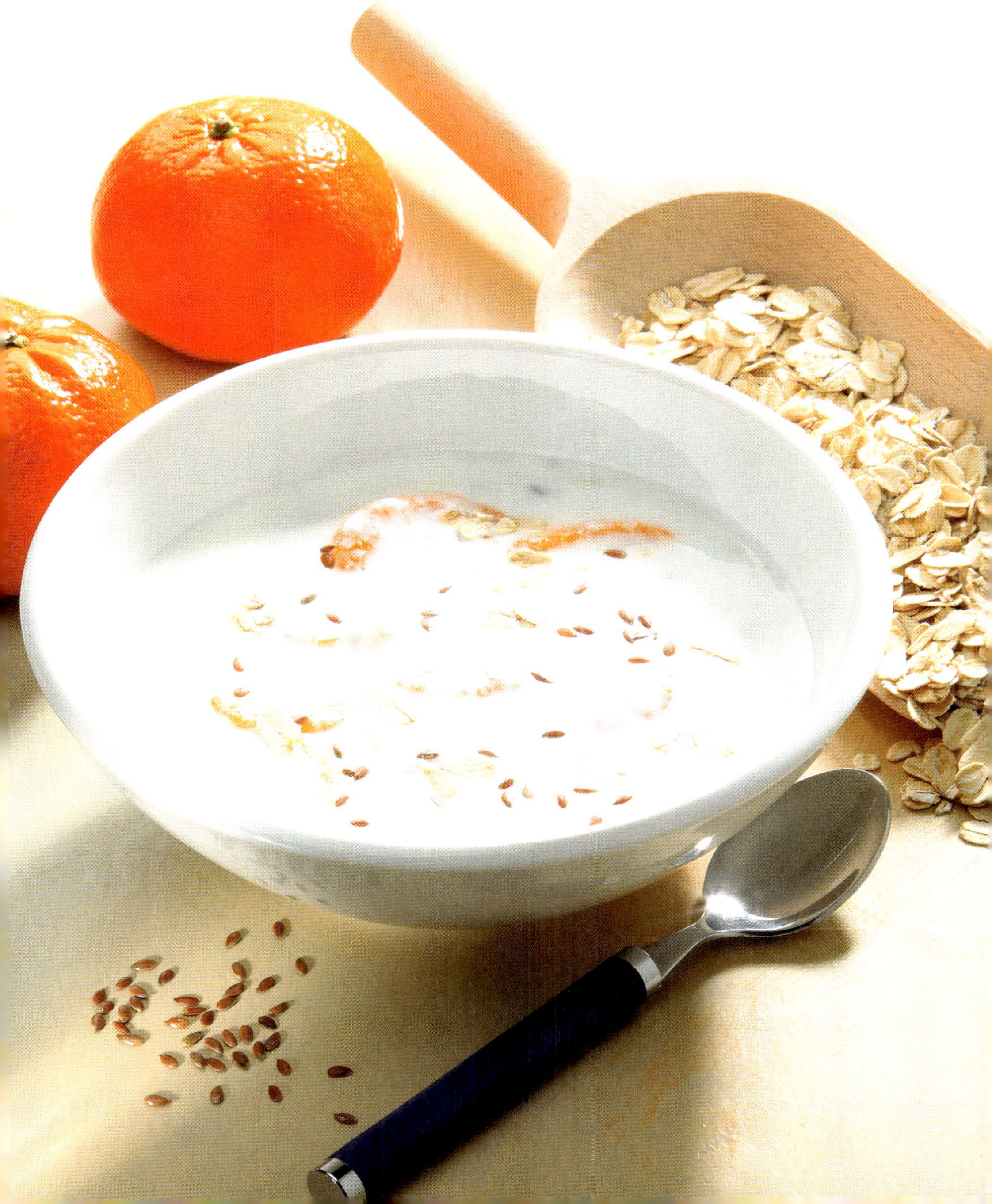

HERZHAFTE MITTAGESSEN

Hähnchenkeule Italia

gelingt leicht

Zubereitungszeit: 15 Minuten
Garzeit: ca. 45 Minuten

Eine Portion enthält:

432 kcal/1806 kJ
44 g Eiweiß
28 g Fett
2 g Kohlenhydrate
0,5 g Fruktose

Zutaten für 2 Personen

1 kleine Zucchini (ca. 100 g)
Salz, Pfeffer
2 Hähnchenkeulen
1 EL Olivenöl
200 ml Geflügelfond aus dem Glas
2 Zweige Rosmarin

Zubereitung

1 Die Zucchini waschen, putzen, den Strunk entfernen und in schmale Scheiben schneiden. Auf dem Boden einer eingefetteten feuerfesten Auflaufform verteilen, salzen und pfeffern.

2 Den Backofen auf 220 °C (Ober- und Unterhitze) vorheizen. Die Hähnchenkeulen salzen, pfeffern und auf die Zucchini legen. Öl und Fond darübergießen und im heißen Ofen ca. 40–45 Minuten garen.

3 Die Rosmarinzweige waschen, trocken schütteln, die Nadeln abstreifen und ca. 5 Minuten vor Ende der Garzeit zugeben.

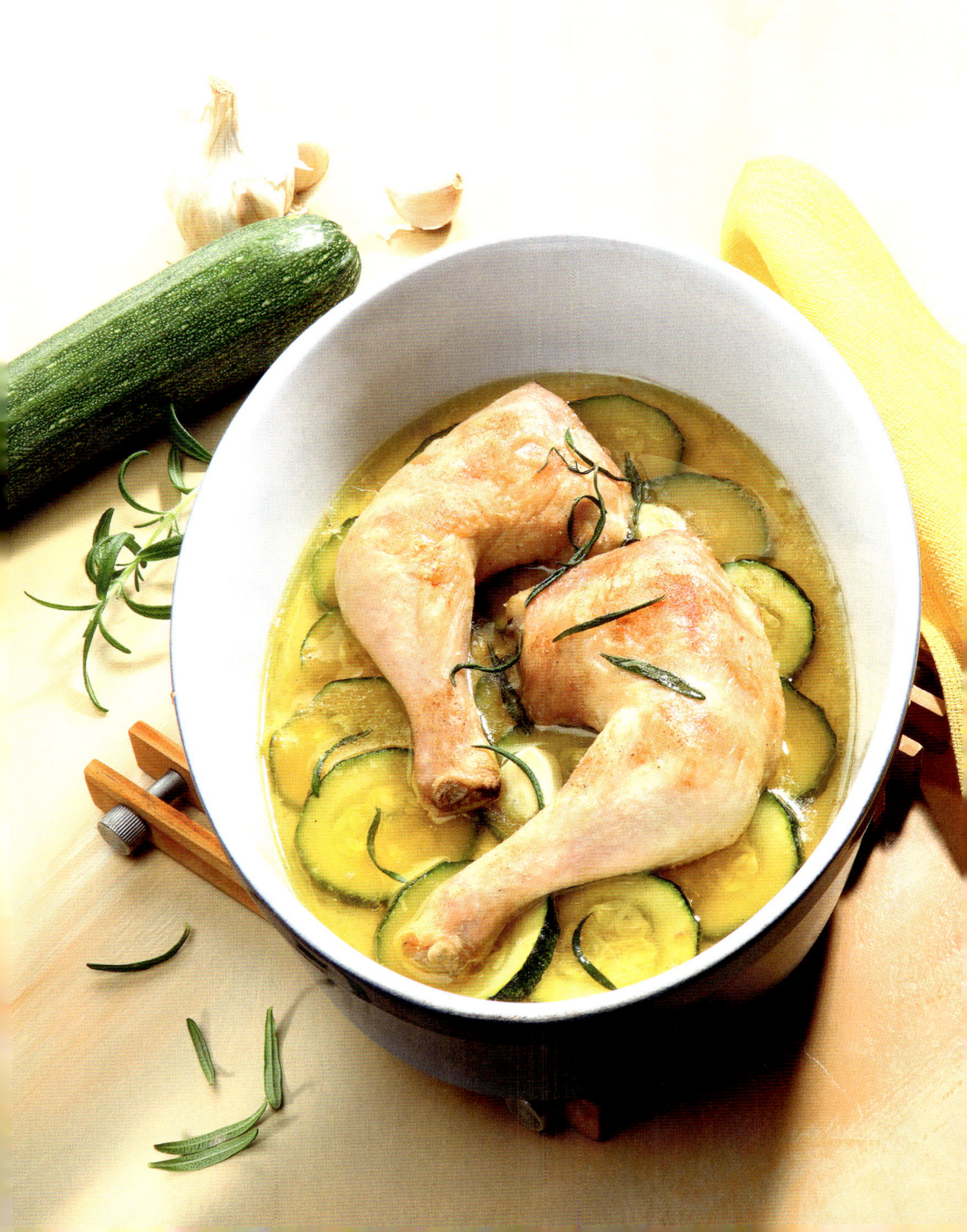

Scharfe Schweinefleisch-Reis-Pfanne

gelingt leicht

Zubereitungszeit: 25 Minuten
Garzeit: ca. 40 Minuten

Eine Portion enthält:

420 kcal/1756 kJ	44 g Kohlenhydrate
28 g Eiweiß	0,5 g Fruktose
15 g Fett	

Zutaten für 2 Personen

100 g Reismischung, z. B. Wildreis und Vollkornreis
1 Stück Ingwer (ca. 20 g)
2 EL Sojasauce
2 TL Stärke
200 g Schweineschnitzel
200 g Chinakohl
1 EL Rapsöl
Salz, Pfeffer

Zubereitung

1 Den Reis waschen und in der dreifachen Menge Salzwasser in ca. 25–30 Minuten gar kochen.

2 Ingwer schälen und in feine Würfel schneiden. Sojasauce und 1 TL Stärke glatt rühren. Die Schnitzel waschen, trocken tupfen und in feine Streifen schneiden. Mit den Ingwerwürfelchen vermischen, die angerührte Sojasauce darübergießen und gut vermengen.

3 Den Chinakohl putzen, eventuell welke Blätter entfernen und den Kohl in schmale Streifen schneiden.

4 Das Öl in der Pfanne erhitzen und das Fleisch darin anbraten, Chinakohlstreifen zugeben und mitbraten. Mit 100 ml Wasser ablöschen, salzen und pfeffern und ca. 3–5 Minuten köcheln lassen.

5 1 TL Stärke mit etwas kaltem Wasser glatt rühren und in die kochende Flüssigkeit gießen, nochmals mindestens 1 Minute kochen lassen und servieren.

Chili-Spinat

gelingt leicht

Zubereitungszeit: 15 Minuten
Garzeit: ca. 10 Minuten

Eine Portion enthält:

252 kcal/1053 kJ
14 g Eiweiß
19 g Fett
5 g Kohlenhydrate
0,6 g Fruktose

Zutaten für 2 Personen

600 g Blattspinat
1 rote Chilischote
1 EL Olivenöl
150 ml Gemüsebrühe
Salz, Pfeffer
2 TL Zitronensaft
2 EL Pinienkerne

Zubereitung

1 Den Spinat verlesen und waschen. Die Chilischote waschen, halbieren, Kerne und Samenwände entfernen und die Schote in schmale Streifchen schneiden.

2 Das Öl erhitzen und Chili im heißen Öl ca. 1 Minute anbraten. Spinat zugeben, nach und nach mit der Gemüsebrühe ablöschen und mit Salz, Pfeffer und Zitronensaft würzen. Zugedeckt ca. 5 Minuten schmoren.

3 Die Pinienkerne in einer beschichteten Pfanne ohne Fettzugabe anrösten, bis sie aromatisch zu duften beginnen.

4 Den Spinat eventuell nochmals nachwürzen und die Pinienkerne zugeben.

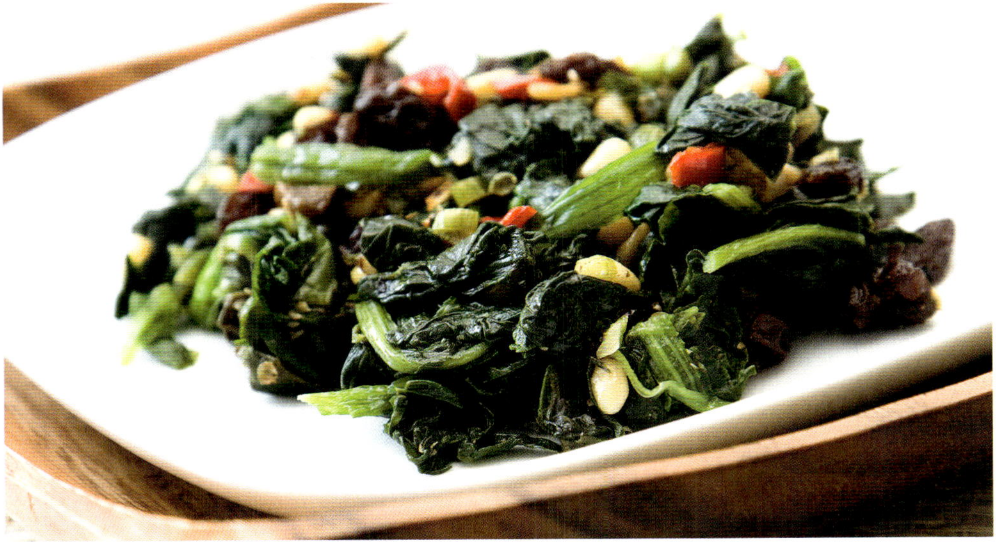

Farfallepfanne mit Schweinefilet und Champignons

gut vorzubereiten

Zubereitungszeit: 20 Minuten
Garzeit: ca. 15 Minuten

Eine Portion enthält:

688 kcal/2876 kJ	74 g Kohlenhydrate
37 g Eiweiß	0,5 g Fruktose
27 g Fett	

Zutaten für 2 Personen

200 g Schmetterlingsnudeln (Farfalle)
100 g frische Champignons
1 kleine Zwiebel
1 Knoblauchzehe
200 g Schweinefilet
1 TL Rapsöl
100 g Sahne
Salz, Pfeffer
1 TL Zitronensaft

Zubereitung

1 Die Nudeln in reichlich Salzwasser nach Packungsanleitung al dente garen. 200 ml Nudelwasser am Ende der Garzeit zur Seite stellen.

2 Die Champignons putzen, Schmutz mit Küchenkrepp entfernen und die Pilze in schmale Scheiben schneiden. Zwiebel und Knoblauchzehe schälen und in feine Würfel hacken.

3 Das Fleisch in schmale Scheiben schneiden, das Öl in einer beschichteten Pfanne erhitzen und das Fleisch von jeder Seite ca. 1 Minute anbraten. Fleisch zur Seite stellen und im Bratensatz Zwiebel-, Knoblauchwürfel und Pilze anbraten. Mit Nudelwasser und Sahne ablöschen und cremig einkochen lassen. Die Fleischscheiben zugeben und ca. 2 Minuten gar ziehen lassen. Nudeln zugeben und die Sauce mit Salz, Pfeffer und Zitronensaft würzen.

TIPPS UND HINWEISE

Empfindliche Patienten lassen den Knoblauch weg.

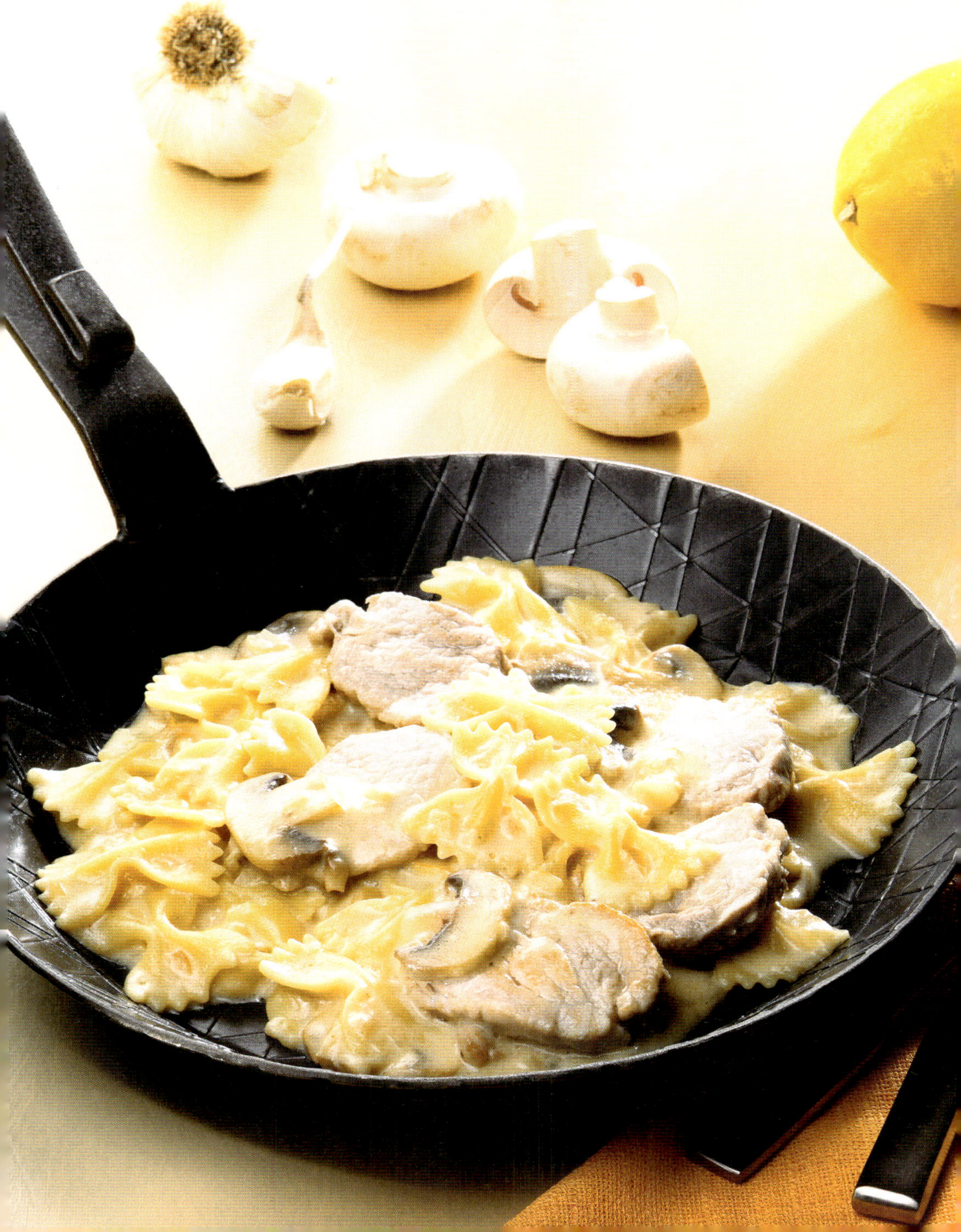

Lachsforelle mit Nusskruste

geht schnell

Zubereitungszeit: 15 Minuten
Garzeit: ca. 12 Minuten

Eine Portion enthält:

522 kcal/2182 kJ
54 g Eiweiß
26 g Fett
17 g Kohlenhydrate
0,8 g Fruktose

Zutaten für 2 Personen

2 Lachsforellenfilets (à ca. 200 g)
30 g gesalzene Nüsse, z. B. Cashew- oder Macadamianüsse
1 unbehandelte Limette
2 EL weiche Butter
2 EL Paniermehl
Salz, Pfeffer
1 EL gehackter Thymian

Zubereitung

1 Den Backofen auf 180 °C (Ober- und Unterhitze) vorheizen. Die Forellenfilets unter kaltem Wasser abspülen und trocken tupfen. Auf ein mit Backpapier ausgelegtes Blech legen.

2 Die Nüsse hacken, die Limettenschale fein abreiben und den Saft auspressen. Alles mit Butter, Paniermehl, Salz, Pfeffer und Thymian verrühren.

3 Die Fischfilets salzen und die Nussmasse darauf verteilen. Im heißen Backofen ca. 12 Minuten backen.

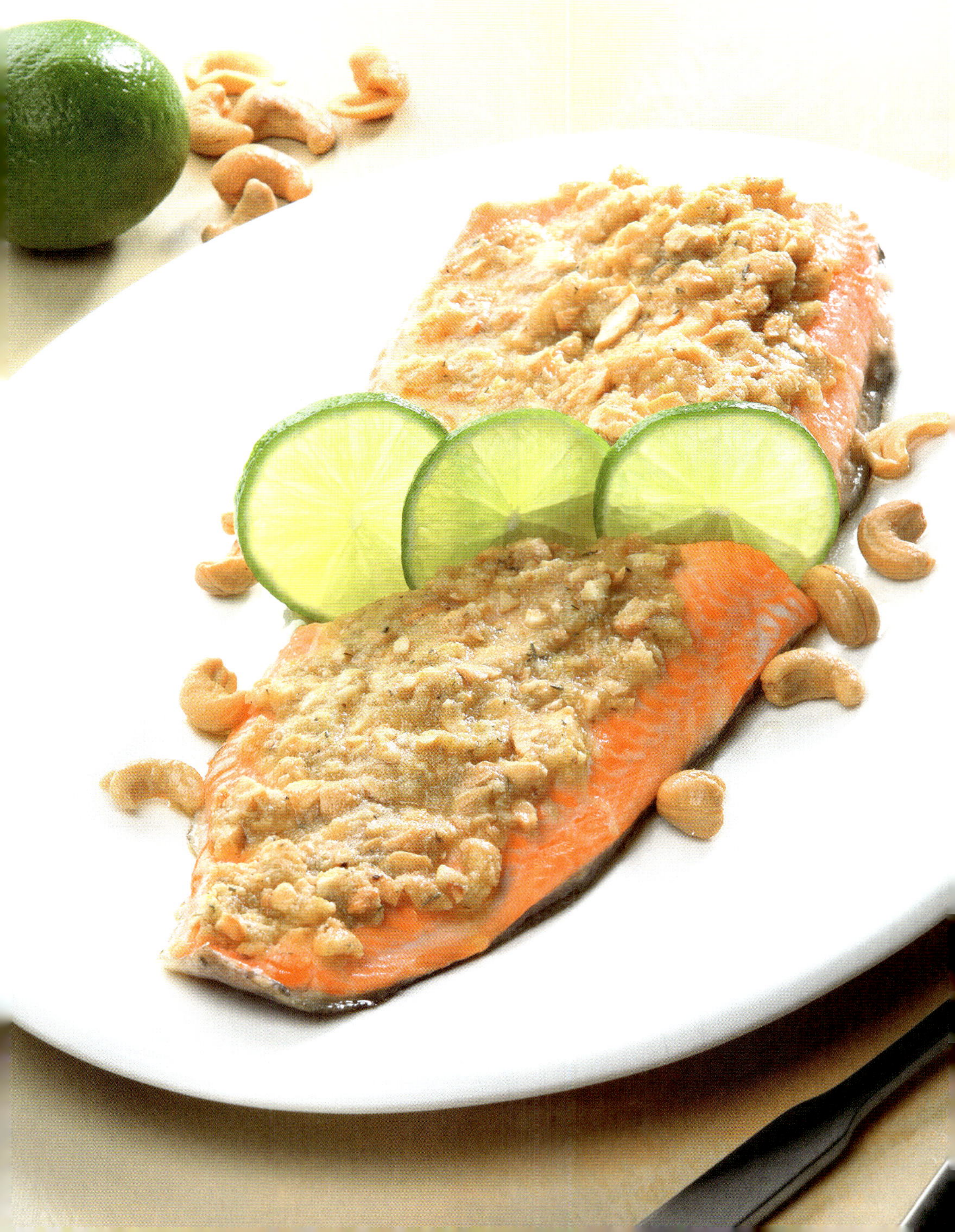

Makkaroni-Spinat-Auflauf

braucht etwas mehr Zeit

Zubereitungszeit: 20 Minuten
Garzeit: ca. 1 Stunde

Eine Portion enthält:

471 kcal/1969 kJ
51 g Kohlenhydrate
19 g Eiweiß
0,9 g Fruktose
20 g Fett

Zutaten für 2 Personen

120 g Makkaroni
Salz
1 EL Olivenöl
1 kleine Zwiebel
1 kleine Knoblauchzehe
400 g Blattspinat
Pfeffer, Muskat
1 Stück Parmesan, 32 % Fett i. Tr. (ca. 20 g)
1 EL Butter
1 EL Mehl
100 ml Milch, 1,5 % Fett
1 EL Zitronensaft

TIPPS UND HINWEISE

Empfindliche Patienten lassen den Knoblauch weg.

Zubereitung

1 Die Makkaroni nach Packungsanleitung in reichlich Salzwasser al dente garen. Abgießen, abschrecken und mit der Hälfte des Öls vermengen, damit die Nudeln nicht zusammenkleben.

2 Die Zwiebel und Knoblauchzehe schälen und fein hacken, den Spinat verlesen und waschen. Das restliche Öl erhitzen, die Zwiebel- und Knoblauchwürfel darin andünsten, den Spinat zugeben und zusammenfallen lassen, dann zur Seite stellen und etwas abkühlen lassen. Den Spinat mit einem großen Messer grob zerhacken und mit Salz, Pfeffer und Muskat würzen.

3 Den Parmesan fein reiben.

4 Die Butter schmelzen, das Mehl darüberstauben und verrühren, mit Milch aufgießen und glatt rühren. Die Bechamelsauce bei niedriger Hitze ca. 10 Minuten köcheln lassen, Zitronensaft zugeben und weitere 5 Minuten köcheln lassen. Mit Salz, Pfeffer und Muskat würzen.

5 Den Backofen auf 180 °C (Ober- und Unterhitze) vorheizen. In eine Auflaufform abwechselnd Makkaroni, Spinat und Bechamel einschichten, mit Bechamelsauce abschließen und den Parmesan darüberstreuen. Im heißen Ofen ca. 35–40 Minuten backen.

Champignon-Hack-Pfanne

preiswert

Zubereitungszeit: 15 Minuten
Garzeit: 10 Minuten

Eine Portion enthält:

479 kcal/2002 kJ	4 g Kohlenhydrate
40 g Eiweiß	0,4 g Fruktose
34 g Fett	

Zutaten für 2 Personen

300 g Champignons
1 kleine Zwiebel
1 TL Rapsöl
200 g gemischtes Hackfleisch
2 EL Sahne, 30 % Fett
Salz, Pfeffer
1 Stück Edamer, 30 % Fett i. Tr. (ca. 60 g)

Zubereitung

1 Die Champignons mit Küchenkrepp säubern, den unteren Teil des Stiels abschneiden und die Pilze vierteln. Zwiebel schälen und fein würfeln.

2 Das Öl in einer beschichteten Pfanne erhitzen und das Hackfleisch darin krümelig braten. Zwiebel und Pilze zugeben und kurz mitbraten. Die Sahne zugießen und mit den Gewürzen abschmecken; eventuell noch etwas Wasser zugießen.

3 Den Käse fein reiben und unterrühren.

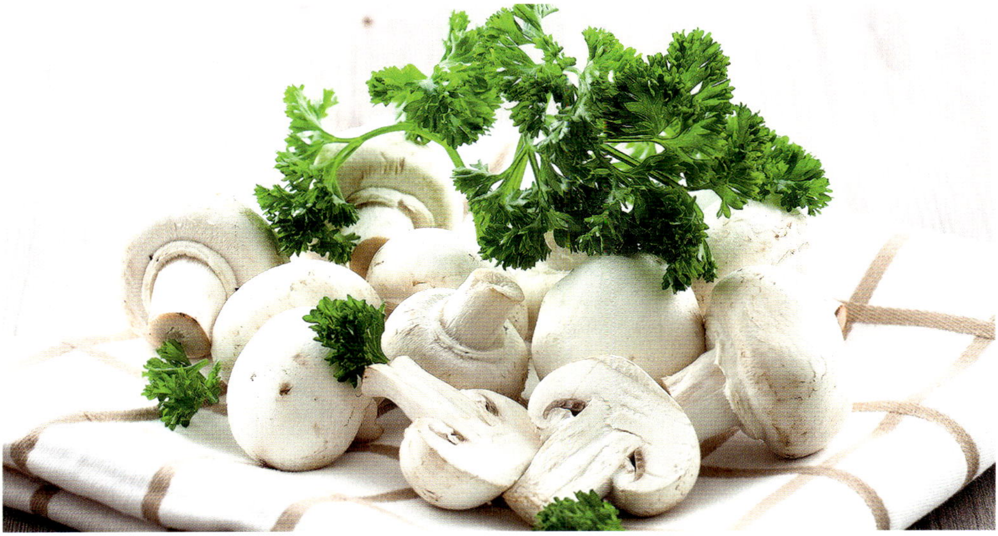

Maronen-Kartoffel-Püree

etwas teurer

Zubereitungszeit: 20 Minuten
Garzeit: ca. 15 Minuten

Eine Portion enthält:

451 kcal/1885 kJ	70 g Kohlenhydrate
10 g Eiweiß	0,3 g Fruktose
14 g Fett	

Zutaten für 2 Personen

400 g Kartoffeln
200 g Maronen (vakuumverschweißt)
1 ½ EL Butter
200 ml Milch, 1,5 % Fett
Salz, Pfeffer, Muskat

Zubereitung

1 Die Kartoffeln gründlich waschen und im Dampfdrucktopf ca. 10–13 Minuten garen. Abdampfen und etwas auskühlen lassen, dann schälen. Kartoffeln in eine Kartoffelpresse geben und durchpressen.

2 Die Maronen in einem kleinen Topf in der Hälfte der Butter rundherum anbraten. Zum Kartoffelbrei geben und kurz mit einem Pürierstab vermixen.

3 Die Milch erwärmen und zum Maronen-Kartoffel-Püree geben, restliche Butter zugeben und mit den Gewürzen abschmecken.

Kartoffel-Rosenkohl-Stampf

gelingt leicht

Zubereitungszeit: 10 Minuten
Garzeit: ca. 25 Minuten

Eine Portion enthält:

216 kcal/903 kJ	27 g Kohlenhydrate
8 g Eiweiß	0,5 g Fruktose
8 g Fett	

Zutaten für 2 Personen

300 g Kartoffeln
100 g TK-Rosenkohl
1 gehäufter EL Butter
1 TL gemahlener Kümmel
150 ml Milch, 1,5 % Fett
Salz, Pfeffer, Muskat

Zubereitung

1 Die Kartoffeln waschen, schälen und in grobe Würfel schneiden. Den Rosenkohl in einem Sieb unter heißem Wasser gründlich abspülen. Beides in der heißen Butter andünsten, Kümmel zugeben und mit 500 ml Wasser ablöschen. Zugedeckt bei mittlerer Hitze ca. 20 Minuten köcheln lassen.

2 Milch und Gewürze erhitzen, zu dem gegarten Kartoffel-Rosenkohl-Mix geben und mit einem Kartoffelstampfer gut zerdrücken.

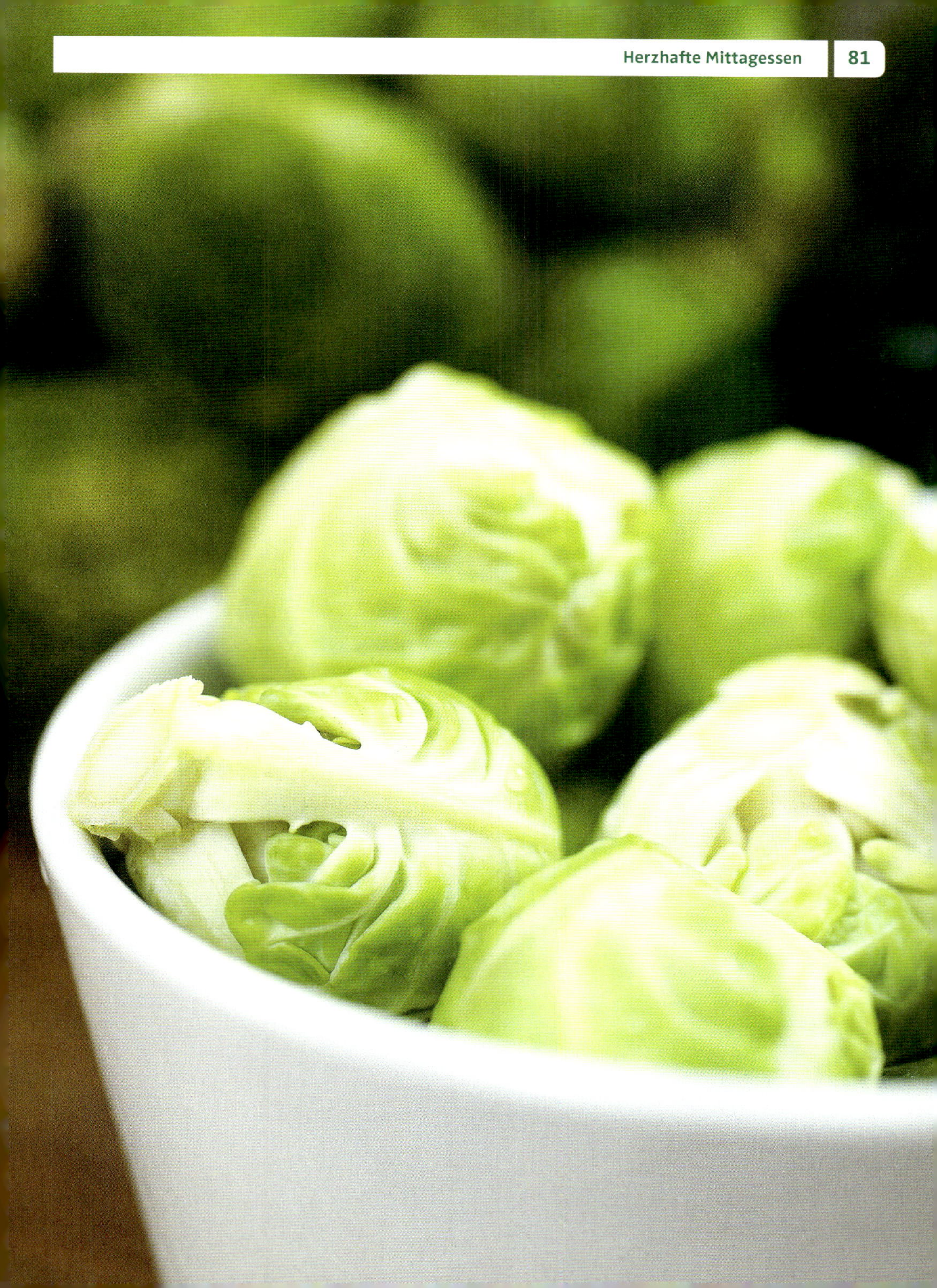

Gegrillte Pilze

gelingt leicht

Zubereitungszeit: 15 Minuten
Garzeit: ca. 10 Minuten

Eine Portion enthält:

79 kcal/330 kJ
2 g Eiweiß
7 g Fett
1 g Kohlenhydrate
0,4 g Fruktose

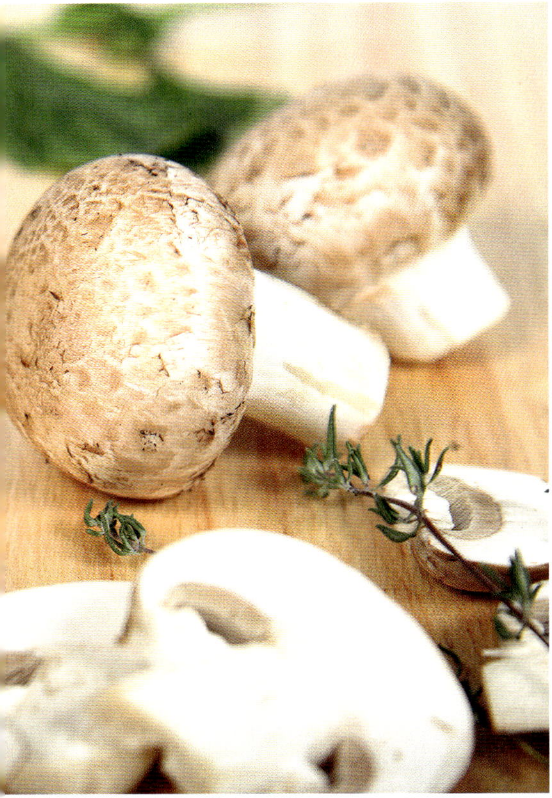

Zutaten für 2 Personen

200 g gemischte Pilze
1 Knoblauchzehe
1 EL Zitronensaft
2 Salbeiblätter
1 Lorbeerblatt
Salz, Pfeffer
1 EL Butter

Zubereitung

1 Die Pilze vorsichtig mit Küchenkrepp vom Schmutz befreien, Stiele etwas abschneiden und große Pilze vierteln, kleine halbieren. Den Knoblauch schälen und in feine Scheiben schneiden.

2 Die Pilze mit Zitronensaft, Kräutern, Salz und Pfeffer vermengen und auf zwei Stücke Alufolie geben, die Ränder hochschlagen und die Pilze mit Butterflöckchen bestreuen.

3 Die Pilzpäckchen ca. 8–10 Minuten auf dem Grill garen oder im vorgeheizten Backofen mit eingeschalteter Grillfunktion grillen.

TIPPS UND HINWEISE

Empfindliche Patienten lassen den Knoblauch weg.

Erbsenpüree

gelingt leicht

Zubereitungszeit: 15 Minuten
Garzeit: ca. 30 Minuten

Eine Portion enthält:

346 kcal/1446 kJ	36 g Kohlenhydrate
15 g Eiweiß	0,5 g Fruktose
15 g Fett	

Zutaten für 2 Personen

200 g Kartoffeln
½ unbehandelte Zitrone
1 gehäufter EL Butter
300 g TK-Erbsen
100 ml Milch, 3,5 % Fett
2 EL Sahne
Salz, Pfeffer

Zubereitung

1 Die Kartoffeln waschen, schälen, in grobe Stücke schneiden und im Salzwasser ca. 20 Minuten garen.

2 Die Zitronenschale möglichst in einem Stück abschälen. Butter schmelzen, Erbsen und Zitronenschale zur Butter geben, Milch zugießen und bei kleiner Hitze ca. 6–8 Minuten köcheln lassen.

3 3 EL Erbsen herausnehmen und beiseitestellen. Die Sahne in den Topf geben und alles mit dem Pürierstab pürieren.

4 Die Kartoffeln abgießen, kurz ausdämpfen lassen und mit einer Gabel zerdrücken. Mit einem Schneebesen unter das Erbsenpüree heben. Die beiseitegestellten Erbsen unterrühren, mit Salz und Pfeffer abschmecken.

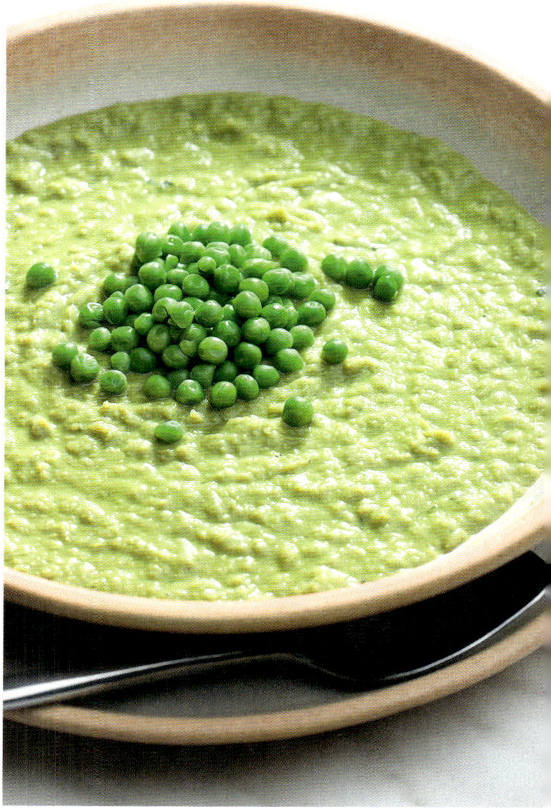

Safran-Kräuter-Risotto

etwas teurer

Zubereitungszeit: 10 Minuten
Garzeit: ca. 35 Minuten

Eine Portion enthält:

280 kcal/1170 kJ	39 g Kohlenhydrate
9 g Eiweiß	0,7 g Fruktose
9 g Fett	

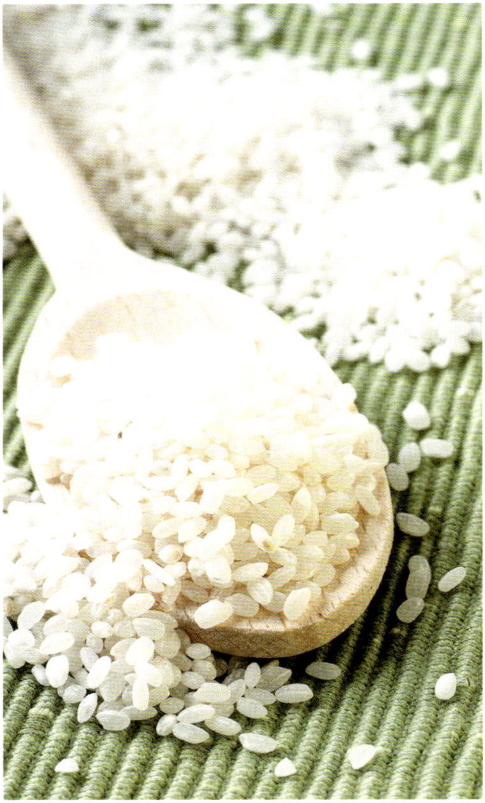

Zutaten für 2 Personen

2 Schalotten
300 ml Gemüsebrühe
2 TL Rapsöl
90 g Risottoreis
einige Safranfäden
Salz, Pfeffer
2 EL gehackte Kräuter, z. B. Kerbel, Dill, Petersilie
1 Stück Parmesan (ca. 20 g)

Zubereitung

1 Die Schalotten schälen und sehr fein würfeln. Gemüsebrühe erhitzen. Öl in einem kleinem Topf erhitzen und die Schalottenwürfel darin andünsten, jedoch nicht bräunen. Reis und Safran zugeben und kurz mitgaren.

2 Mit $^1/_3$ der Brühe ablöschen und den Reis unter Rühren 20–25 Minuten garen, dabei nach und nach die restliche heiße Brühe zugießen.

3 Risotto mit Salz und Pfeffer würzen, die Kräuter untermengen. Den Parmesan fein reiben und unter das Risotto rühren.

Zucchini-Mozzarella-Reis

preiswert

Zubereitungszeit: 15 Minuten
Garzeit: ca. 30 Minuten

Eine Portion enthält:

448 kcal/1873 kJ
18 g Eiweiß
25 g Fett
38 g Kohlenhydrate
0,6 g Fruktose

Zutaten für 2 Personen

1 kleine Zucchini (ca. 120 g)
1 gehäufter EL Butter
90 g Reis
300 ml Fleischbrühe
1 Stück Mozzarella (ca. 125 g)
1 Handvoll Rucola
Salz, Pfeffer

Zubereitung

1 Die Zucchini waschen, putzen und in Stifte schneiden.

2 Die Butter erhitzen und Zucchinistifte darin andünsten, Reis zugeben und mit der Brühe ablöschen. Reis ca. 20 Minuten bei mittlerer Hitze köcheln lassen.

3 Den Mozzarella würfeln, Rucola waschen, putzen und in mundgerechte Stücke schneiden.

4 Den Reis mit Salz und Pfeffer würzen, die Mozzarellawürfel untermengen und den Rucola darüberstreuen.

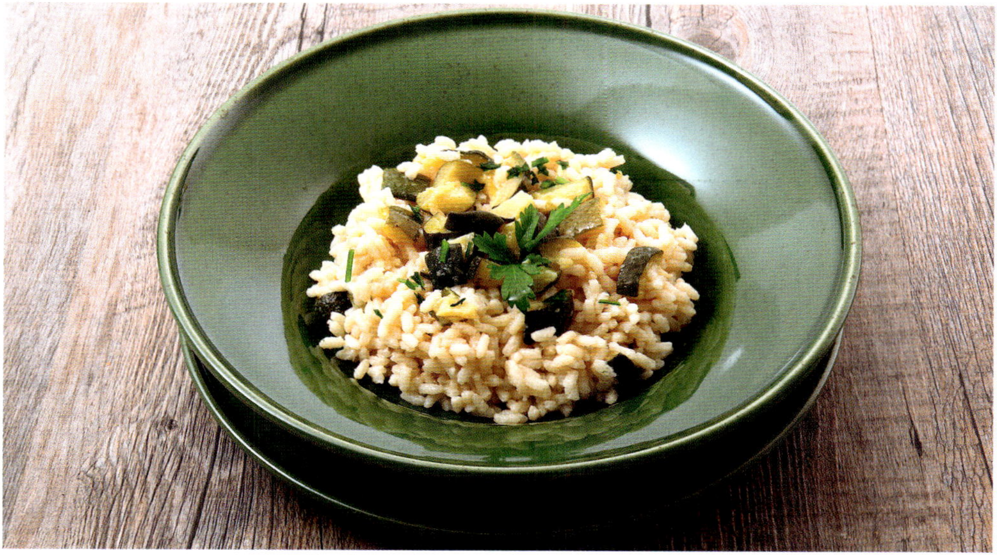

Spinat-Kartoffel-Plätzchen

preiswert

Zubereitungszeit: 15 Minuten
Garzeit: ca. 40 Minuten

Eine Portion enthält:

199 kcal/832 kJ
8 g Eiweiß
12 g Fett
15 g Kohlenhydrate
0,3 g Fruktose

Zutaten für 2 Personen

150 g Kartoffeln
1 Knoblauchzehe
125 g Blattspinat
Salz
1 EL Mehl
1 Ei
Pfeffer, Muskat
1 EL Olivenöl

Zubereitung

1 Die Kartoffeln waschen und mit der Schale in kochendem Wasser ca. 25 Minuten garen.

2 Den Knoblauch schälen und fein würfeln. Den Spinat verlesen, waschen und etwas abtropfen lassen. Den Spinat mit Knoblauch und Salz in einer Pfanne andünsten, zusammenfallen lassen und beiseitestellen. Etwas abkühlen lassen und danach grob zerhacken.

3 Die Kartoffeln abgießen, etwas abkühlen lassen, schälen und durch eine Kartoffelpresse drücken. Spinat, Mehl und Ei zugeben und eine homogene Masse herstellen. Mit Salz, Pfeffer und Muskat abschmecken.

4 Aus der Masse gleichmäßige Puffer formen, Öl in einer beschichteten Pfanne erhitzen und darin die Puffer portionsweise goldbraun anbraten.

TIPPS UND HINWEISE

Empfindliche Patienten lassen den Knoblauch weg.

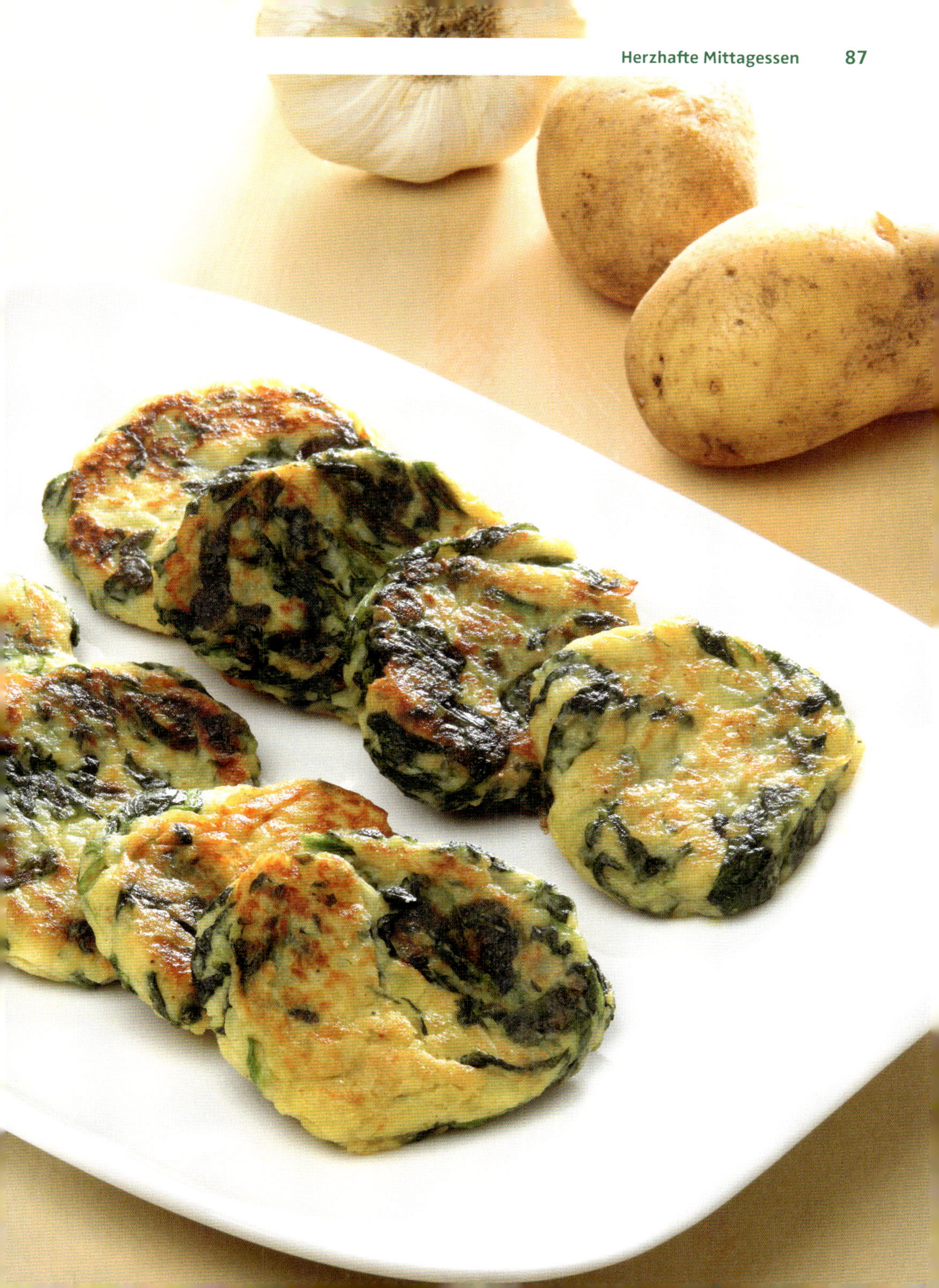

KÖSTLICHE ZWISCHENMAHLZEITEN UND DESSERTS

Räucherlachsbrot

geht schnell

Zubereitungszeit: 10 Minuten

Eine Portion enthält:

231 kcal/966 kJ
12 g Eiweiß
11 g Fett
20 g Kohlenhydrate
0,3 g Fruktose

Zutaten für 2 Personen

80 g geräucherter Lachs
2 leicht gehäufte EL Schmand
1 EL Zitronensaft
1 TL gehackter Dill
Pfeffer
2 Scheiben Vollkornbrot

Zubereitung

1 Den Lachs in schmale Streifen schneiden und mit dem Schmand gut vermengen. Zitronensaft und Dill untermengen und mit Pfeffer abschmecken.

2 Auf die beiden Brotscheiben verteilen und gleich servieren.

Käsestangen

geht schnell, fruktosefrei

Zubereitungszeit: 15 Minuten
Backzeit: ca. 18 Minuten

Eine Portion enthält:

232 kcal/970 kJ	11 g Kohlenhydrate
6 g Eiweiß	0 g Fruktose
19 g Fett	

Zutaten für 2 Personen

1 Platte TK-Blätterteig (75 g)
1 TL Kümmel
1 Stück Hartkäse, 45 % Fett i. Tr. (ca. 20 g)
½ TL Cayennepfeffer
Mehl für die Arbeitsfläche
½ Eigelb

Zubereitung

1 Den Blätterteig auftauen lassen. Kümmel im Mörser fein zerstoßen. Den Käse fein reiben und mit Kümmel und Cayennepfeffer vermischen. Den Backofen auf 220 °C (Ober- und Unterhitze) vorheizen.

2 Den Blätterteig auf einer bemehlten Arbeitsfläche ausrollen (25 x 18 cm), dünn mit verquirltem Eigelb bestreichen und in schmale Streifen schneiden. Die Streifen mit der Hälfte des Käses bestreuen und mit den Händen in entgegengesetzter Richtung zu gedrehten Stangen formen.

3 Die Stangen auf ein mit Backpapier belegtes Blech setzen, mit dem restlichem Käse bestreuen und im heißen Ofen ca. 15–18 Minuten backen.

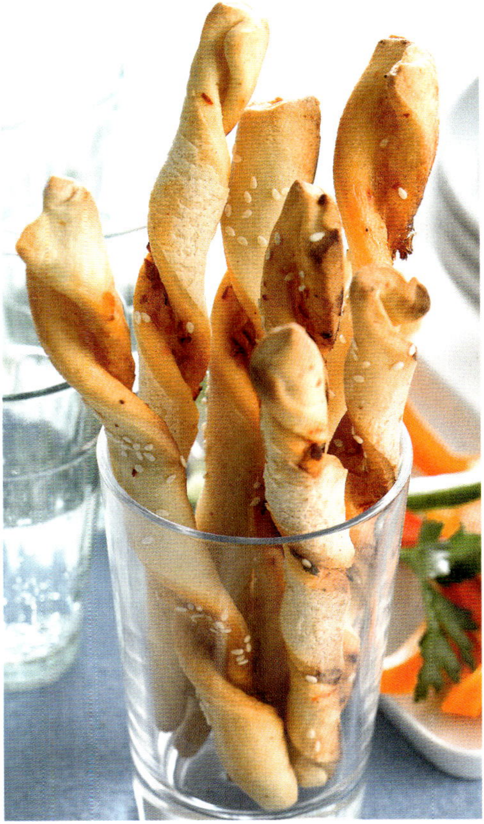

Rote Bete mit Dill-Meerrettich-Quark

preiswert

Zubereitungszeit: 10 Minuten

Eine Portion enthält:

168 kcal/702 kJ
14 g Eiweiß
5 g Fett
16 g Kohlenhydrate
0,5 g Fruktose

Zutaten für 2 Personen

400 g Rote Bete, vakuumverschweißt
200 g Quark, 20 % Fett
kohlensäurehaltiges Mineralwasser
1 TL gehackter Dill
1 TL Meerrettich aus dem Glas
Salz, Pfeffer

Zubereitung

1 Die Rote Bete in Stifte schneiden.

2 Den Quark mit einem Schuss Mineralwasser mit dem Schneebesen glatt rühren. Mit Dill, Meerrettich, Salz und Pfeffer würzen und zu den Gemüsestiften servieren.

Radieschenbrot

preiswert

Zubereitungszeit: 10 Minuten

Eine Portion enthält:

190 kcal/794 kJ
10 g Eiweiß
6 g Fett
24 g Kohlenhydrate
0,2 g Fruktose

Zutaten für 2 Personen

2 EL Quark, 20 % Fett
2 gehäufte TL Kräuterfrischkäse, fettreduziert
Salz, Pfeffer
4 Radieschen
2 Scheiben Vollkornbrot
1 TL Schnittlauchröllchen oder Sprossen

Zubereitung

1 Quark mit Frischkäse glatt rühren und mit Salz und Pfeffer würzen. Die Radieschen waschen, putzen, trocken tupfen und in feine Stifte schneiden.

2 Die Brote mit dem Quark-Frischkäse bestreichen. Radieschenstifte und Schnittlauchröllchen oder Sprossen darüberstreuen.

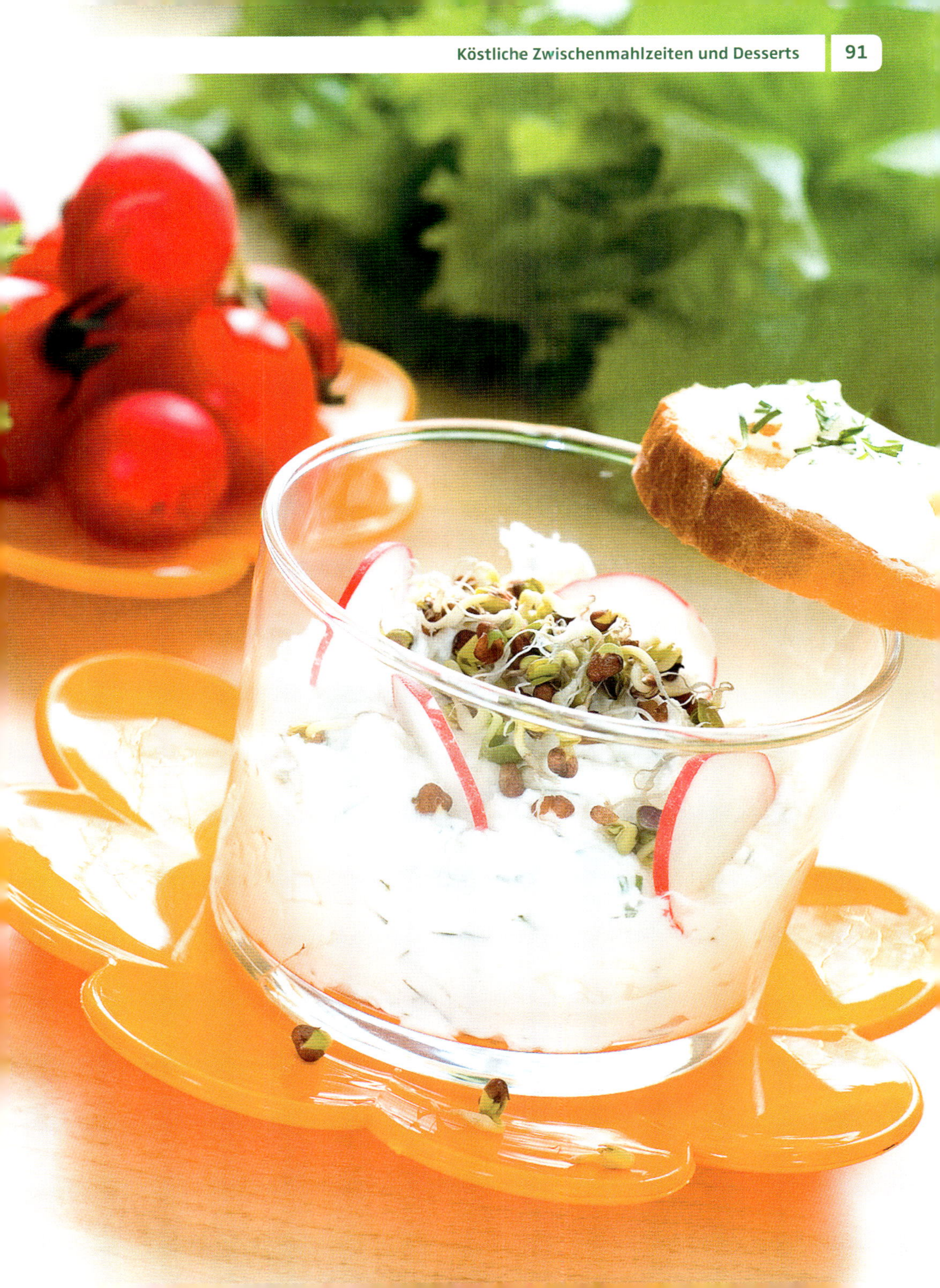

Röstbrot mit Guacamole

gelingt leicht

Zubereitungszeit: 10 Minuten

Eine Portion enthält:

333 kcal/1392 kJ
23 g Kohlenhydrate
6 g Eiweiß
0,2 g Fruktose
24 g Fett

Zutaten für 2 Personen

1 reife Avocado (ca. 300 g)

1 TL Zitronensaft

Salz, Pfeffer

2 Scheiben Dinkelvollkornbrot

Zubereitung

1 Die Avocado halbieren, schälen, den Stein entfernen und das Fruchtfleisch mit einer Gabel zerdrücken. Sofort Zitronensaft über das Avocadomus gießen und unterrühren.

2 Guacamole mit Salz und Pfeffer würzen.

3 Das Vollkornbrot im Toaster toasten und mit der Avocadocreme bestrichen servieren.

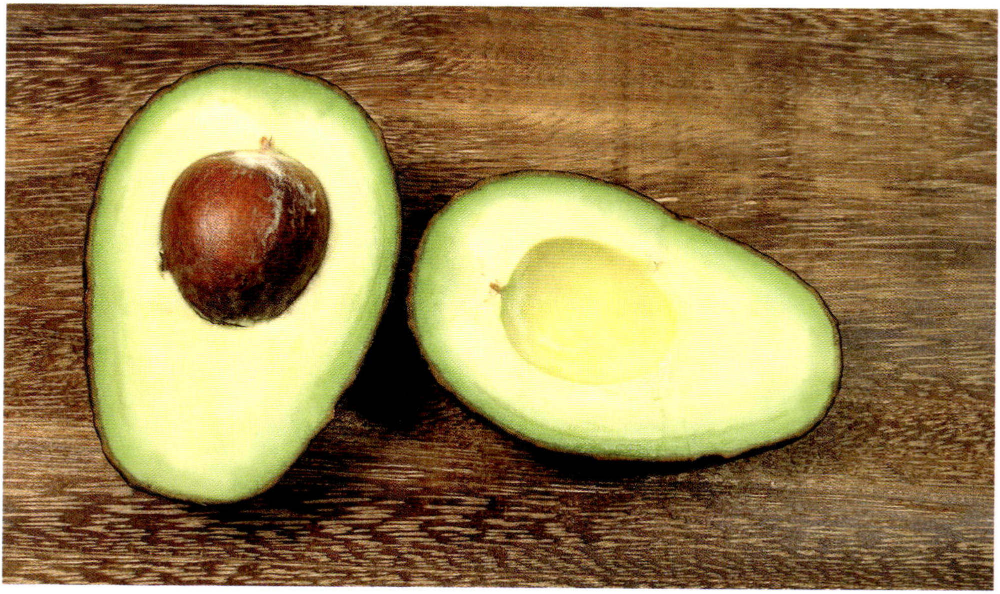

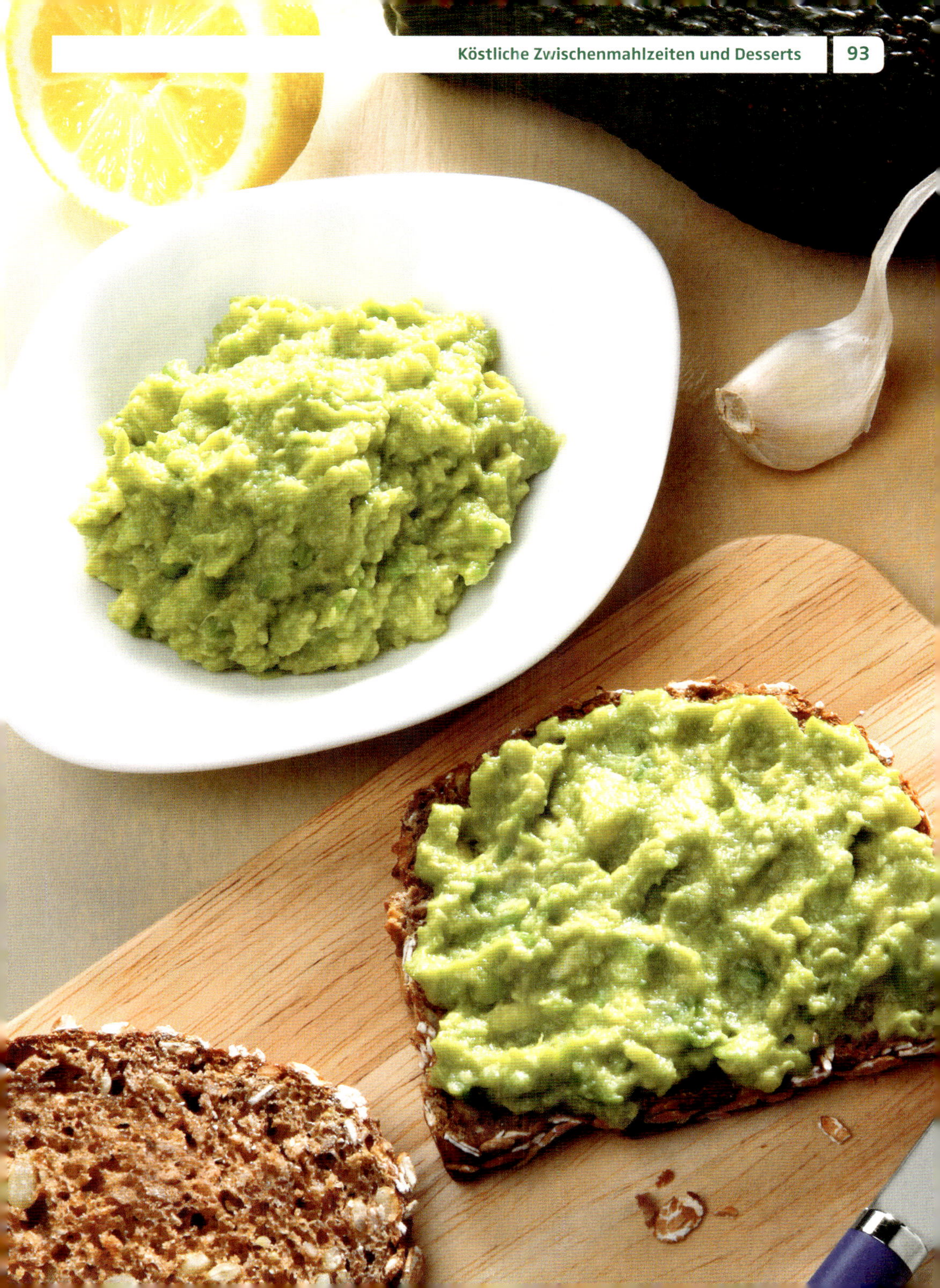

Baguette mit roter Olivenpaste

gelingt leicht

Zubereitungszeit: 15 Minuten
Garzeit: 20 Minuten

Eine Portion enthält:

338 kcal/1413 kJ
8 g Eiweiß
12 g Fett
47 g Kohlenhydrate
0,5 g Fruktose

Zutaten für 2 Personen

1 kleine Tomate
40 g grüne Oliven, ohne Stein
2 Sardellenfilets
1 Stiel glatte Petersilie
1 EL Olivenöl
Pfeffer, Muskat
6 Baguettescheiben

TIPPS UND HINWEISE

Achtung! Dieses Rezept enthält Tomaten, die nicht immer vertragen werden.

Zubereitung

1 Den Backofen auf 200 °C (Ober- und Unterhitze) vorheizen. Die Tomate waagerecht halbieren, mit der Schnittfläche nach oben zusammen mit der ungeschälten Knoblauchzehe in eine gefettete ofenfeste Form legen.

2 Im Ofen ca. 20 Minuten backen, dann etwas abkühlen lassen. Tomate, Oliven, Sardellenfilets, Petersilie und Olivenöl in einem Blitzhacker fein zerkleinern. Mit Pfeffer und Muskat würzen.

3 Die Baguettescheiben im Toaster rösten, mit der Paste bestreichen und servieren.

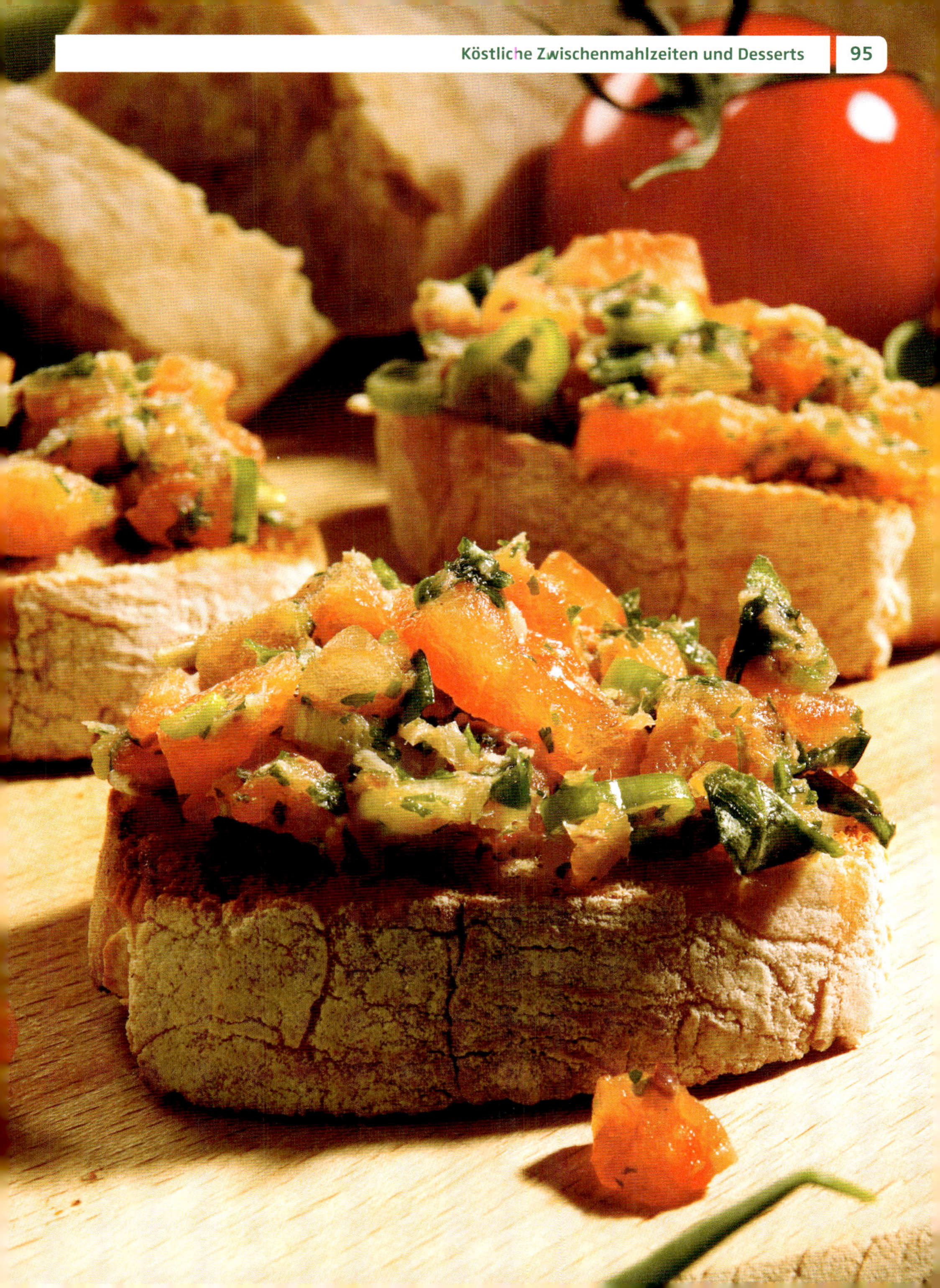

Aprikosen-Muffins

geht schnell

Zubereitungszeit: 15 Minuten
Backzeit: ca. 20 Minuten

Eine Portion enthält:

178 kcal/742 kJ	16 g Kohlenhydrate
3 g Eiweiß	0,1 g Fruktose
11 g Fett	

Zutaten für 12 Muffins

250 g Mehl, Type 550
10 g Backpulver
1 Prise Salz
100 g Aprikosen aus der Dose
125 ml Sonnenblumenöl
1 Ei
225 ml Buttermilch
1 ½ TL Süßstoff
12er Muffinform oder Papierförmchen

Zubereitung

1 Eine 12er-Muffinform oder Papierförmchen auslegen und den Backofen auf 190 °C (Ober- und Unterhitze) vorheizen.

2 Mehl, Backpulver und Salz mischen. Die Aprikosen abtropfen lassen und in Würfel schneiden. Zügig und vorsichtig unter das Mehl mengen.

3 Öl, Ei, Buttermilch und Süßstoff verrühren. Jetzt die flüssigen und die trockenen Zutaten in einer größeren Schüssel kurz miteinander verrühren, sodass sie sich gerade verbinden.

4 Den Muffinteig in die Mulden der Form füllen und im heißen Ofen ca. 20 Minuten backen.

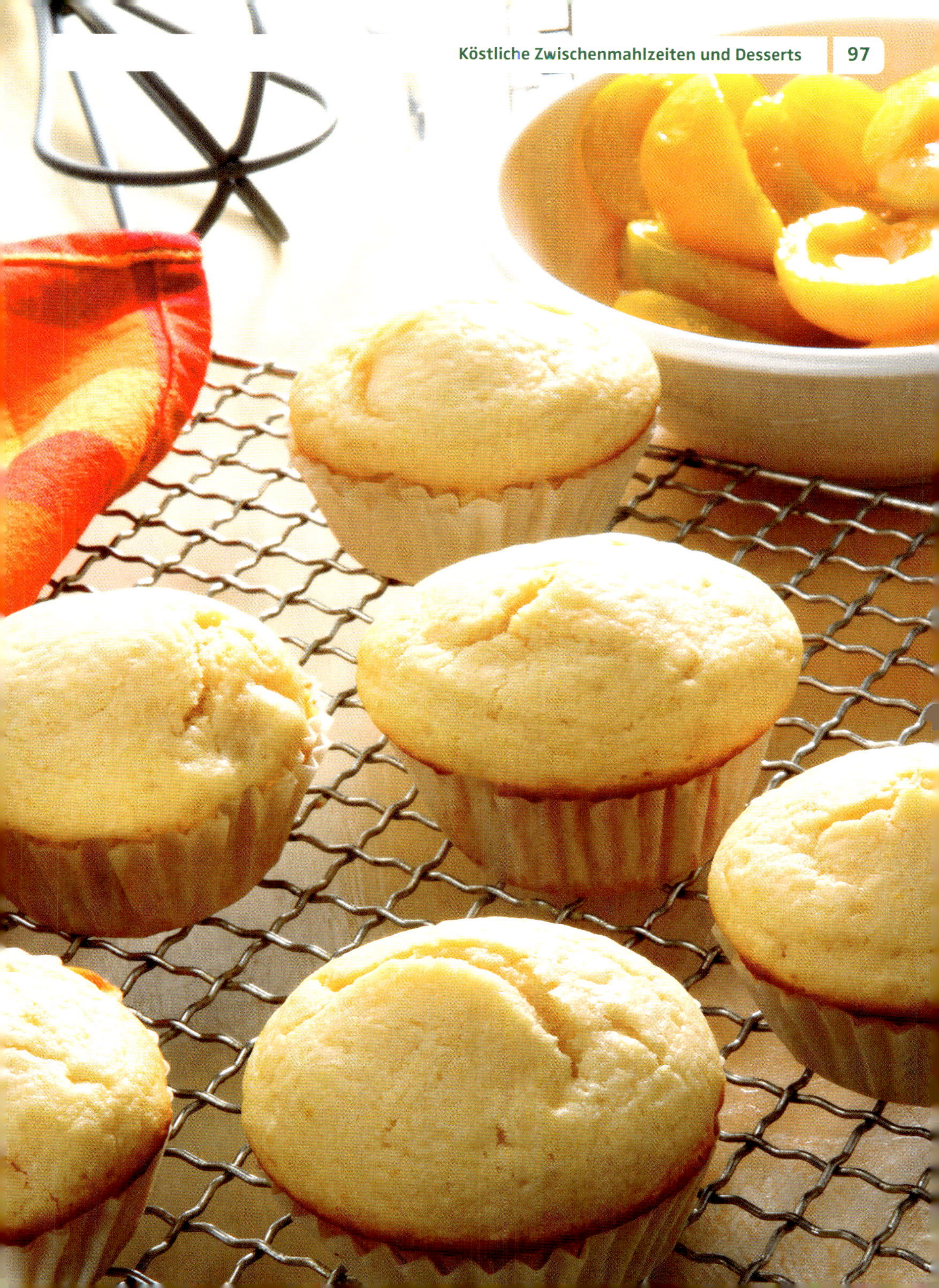

Quark-Spekulatius-Dessert

preiswert

Zubereitungszeit: 15 Minuten

Eine Portion enthält:

326 kcal/1363 kJ	30 g Kohlenhydrate
16 g Eiweiß	0,5 g Fruktose
15 g Fett	

Zutaten für 2 Personen

200 g Quark, 20 % Fett
100 g Naturjoghurt, 3,5 % Fett
2 EL Orangensaft
einige Tropfen Süßstoff
4 Spekulatius

Zubereitung

1 Quark und Joghurt mit einem Schneebesen glatt rühren. Orangensaft und Süßstoff untermischen.

2 Die Kekse zerstoßen und untermengen. Gleich servieren.

TIPPS UND HINWEISE

Empfindliche Patienten testen die Verträglichkeit von Spekulatius vorsichtig aus!

Papaya-Eis

gut vorzubereiten

Zubereitungszeit: 10 Minuten
Gefrierzeit: 5–6 Stunden

Eine Portion enthält:

67 kcal/280 kJ	8 g Kohlenhydrate
4 g Eiweiß	0,6 g Fruktose
2 g Fett	

Zutaten für 2 Personen

1–2 Papaya (ca. 350–400 g)
2 TL Zitronensaft
200 g Naturjoghurt, 1,5 % Fett
flüssiger Süßstoff

Zubereitung

1 Die Papaya halbieren, die Kerne entfernen und das Fruchtfleisch mit einem Löffel herauslösen.

2 Fruchtfleisch, Zitronensaft, Joghurt und einige Spritzer Süßstoff in ein hohes Gefäß geben und mit dem Pürierstab fein pürieren.

3 Die Masse in einer Eismaschine gefrieren lassen oder für 5–6 Stunden in das Gefrierfach stellen und etwa alle 30 Minuten umrühren.

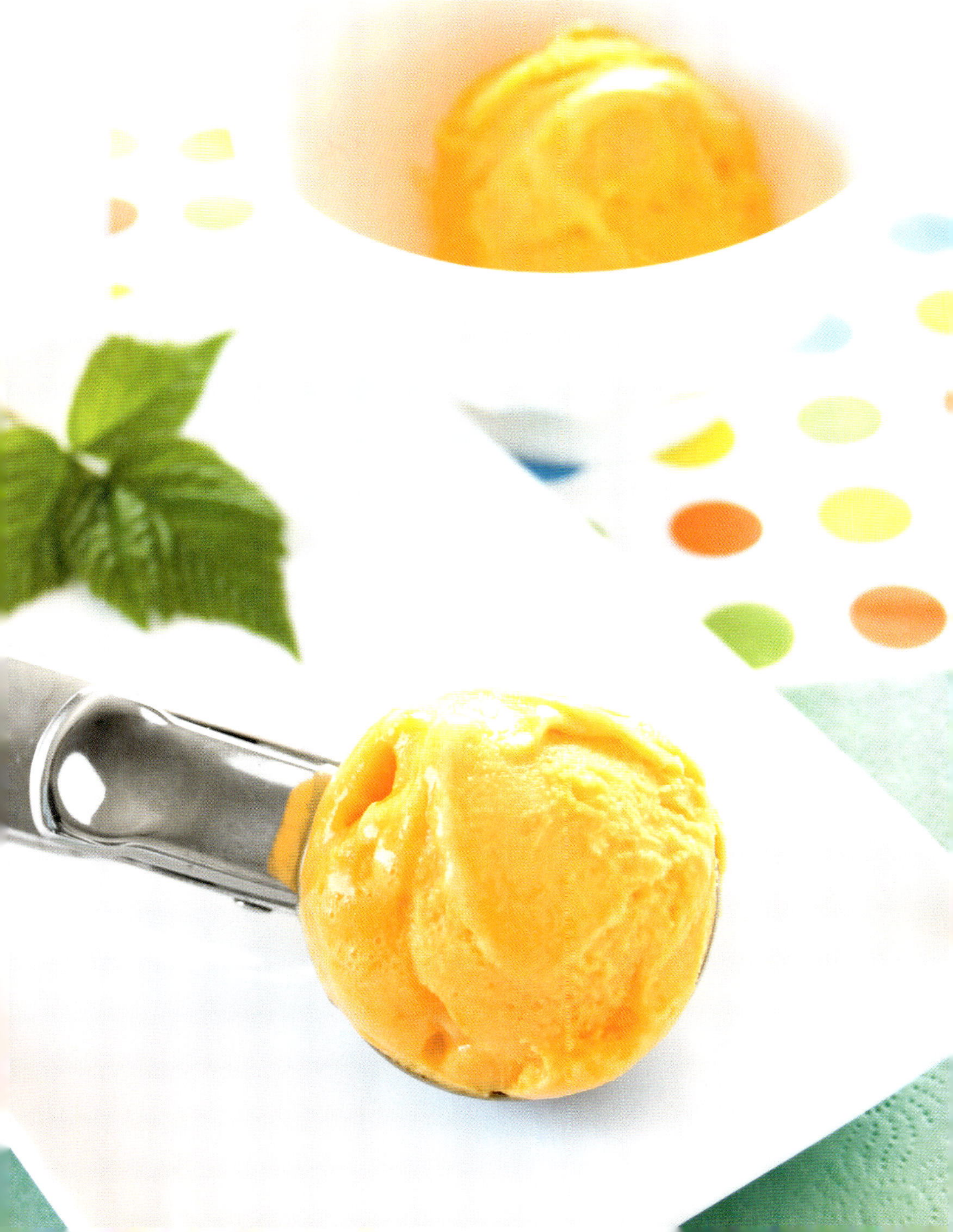

Zimt-Panna-Cotta

gut vorzubereiten, fruktosefrei

Zubereitungszeit: 15 Minuten
Garzeit: ca. 5 Minuten
Quellzeit: 10 Minuten
Kühlzeit: 3 Stunden

Eine Portion enthält:

234 kcal/978 kJ	3 g Kohlenhydrate
3 g Eiweiß	0 g Fruktose
24 g Fett	

Zutaten für 2 Portionen

160 g Sahne
½ Vanilleschote
1 gestrichener TL Zimtpulver
25 Tropfen Süßstoff
2 Blatt Gelatine

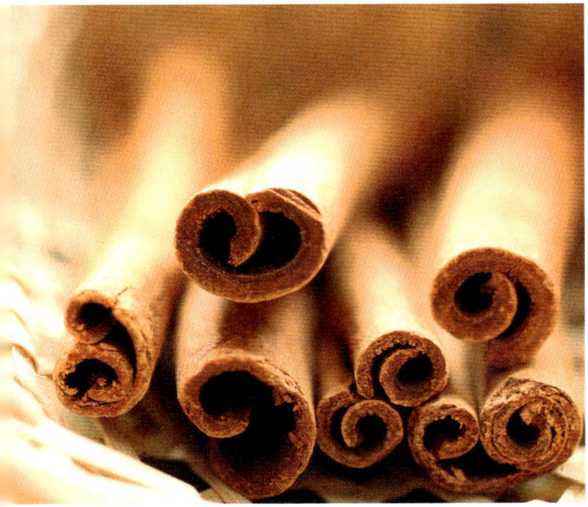

Zubereitung

1 Die Sahne in einen Topf geben. Die Vanilleschote der Länge nach halbieren, das Mark auskratzen und zusammen mit der Schote, Zimt und Süßstoff zur Sahne geben.

2 Die Gelatine in kaltem Wasser einweichen und 10 Minuten quellen lassen. Die Zimtsahne unter Rühren aufkochen lassen, vom Herd nehmen und etwas ziehen lassen. Die Gelatine ausdrücken und unter Rühren in die heiße Sahne geben.

3 Die Vanilleschote entfernen und die Zimtsahne in zwei mit kaltem Wasser ausgespülte Förmchen gießen. Etwas abkühlen lassen und mindestens 3 Stunden kalt stellen.

4 Die Förmchen kurz in heißes Wasser stellen, den Rand vorsichtig mit einem Messer lösen und die Creme auf zwei Teller stürzen.

Aprikosen-Quark-Dessert

gut vorzubereiten

Zubereitungszeit: 10 Minuten
Garzeit: ca. 5 Minuten
Kühlzeit: 1 Stunde

Eine Portion enthält:

217 kcal/907 kJ	31 g Kohlenhydrate
10 g Eiweiß	0,4 g Fruktose
5 g Fett	

Zutaten für 2 Portionen

200 g Aprikosen aus der Dose
einige Tropfen Süßstoff
16 g Vanillepuddingpulver
150 ml Milch, 3,5 % Fett
4 EL Quark, 20 % Fett

Zubereitung

1 Aprikosen mit etwas Saft in ein hohes Gefäß geben, etwas Süßstoff zugeben und mit einem Pürierstab fein pürieren.

2 Puddingpulver mit etwas kalter Milch glatt rühren und einige Tropfen Süßstoff zugeben. Restliche Milch in einen kleinen Topf geben, aufkochen lassen und das angerührte Pulver einrühren. Mindestens eine Minute sprudelnd kochen lassen, vom Herd nehmen und den Quark untermengen. Den Pudding etwas abkühlen lassen.

3 Aprikosenmus und Pudding abwechselnd in hohe Gläser füllen und mindestens 1 Stunde kühl stellen.

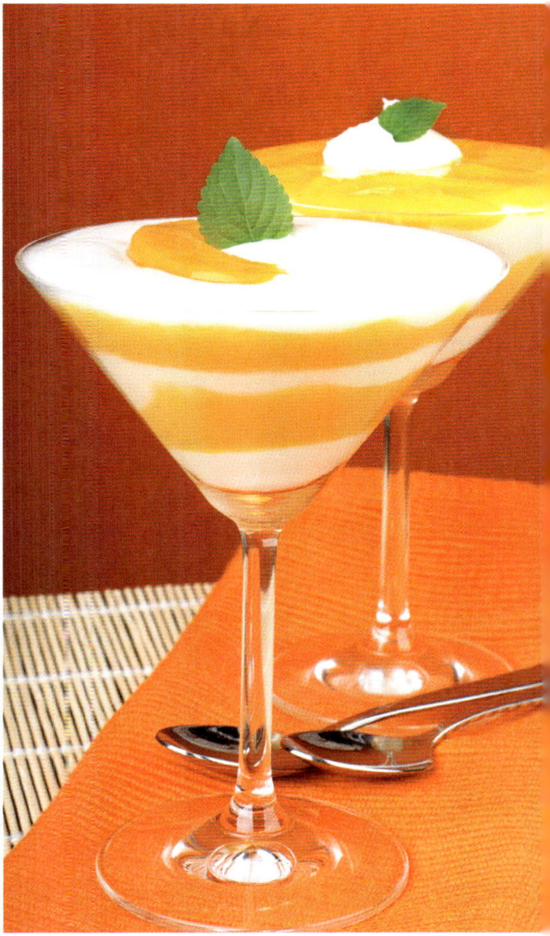

Zitronencreme

preiswert

Zubereitungszeit: 15 Minuten
Quellzeit: 10 Minuten
Kühlzeit: mindestens 1 Stunde

Eine Portion enthält:

222 kcal/928 kJ	5 g Kohlenhydrate
5 g Eiweiß	0,2 g Fruktose
20 g Fett	

Zutaten für 2 Portionen

2 Blatt Gelatine
100 g Naturjoghurt, 1,5 % Fett
1 TL abgeriebene Zitronenschale, unbehandelt
25 Tropfen Süßstoff
1 EL Zitronensaft
125 g Sahne, 30 % Fett

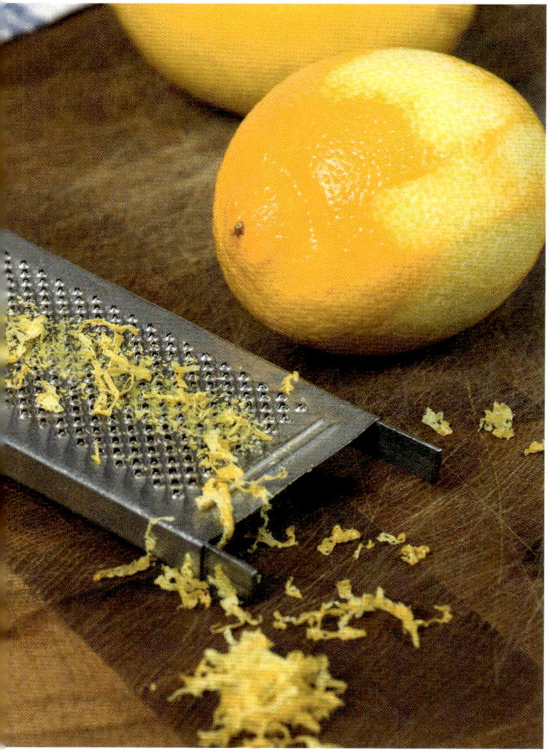

Zubereitung

1 Die Gelatine 10 Minuten in kaltem Wasser einweichen.

2 Den Joghurt mit abgeriebener Zitronenschale und Süßstoff glatt rühren. Zitronensaft in einem Topf erhitzen, vom Herd nehmen und die ausgedrückte Gelatine darin auflösen. Den Joghurt in kleinen Portionen unterrühren und in eine Schüssel füllen.

3 Sahne steif schlagen und unter die Joghurtmasse heben. In zwei Dessertschalen füllen und mindestens 1 Stunde kalt stellen.

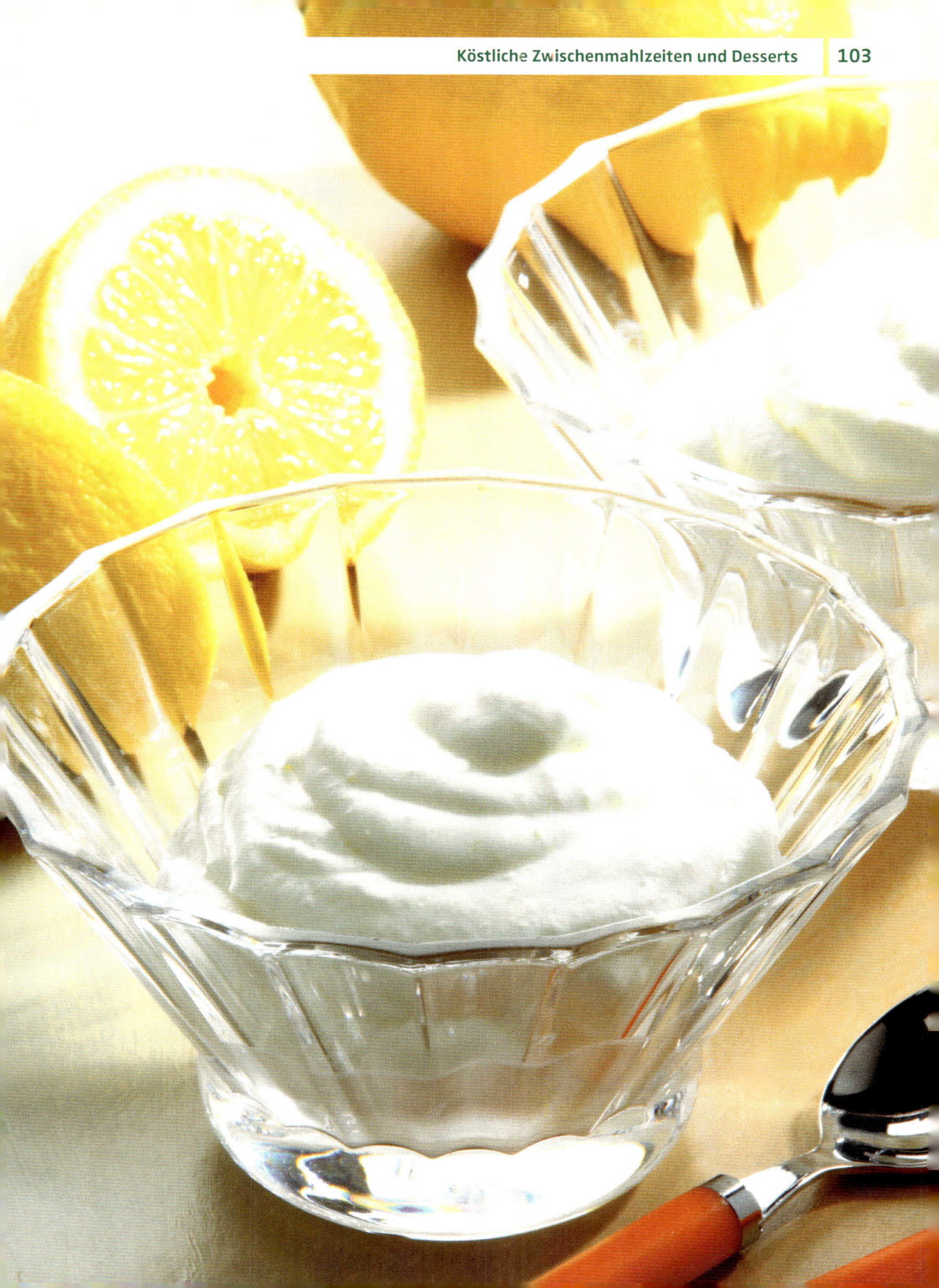

LEICHTE ABENDESSEN

Kartoffel-Zucchini-Suppe

preiswert

Zubereitungszeit: 15 Minuten
Garzeit: ca. 25 Minuten

Eine Portion enthält:

276 kcal/1154 kJ
10 g Eiweiß
13 g Fett
28 g Kohlenhydrate
0,8 g Fruktose

Zutaten für 2 Personen

1 kleine Zucchini (ca. 100 g)
300 g Kartoffeln
400 ml Gemüsebrühe
1 Scheibe Schinkenspeck (ca. 30 g)
100 ml Milch, 1,5 % Fett
Salz, Pfeffer, Muskat

Zubereitung

1 Die Zucchini waschen, putzen und in grobe Würfel schneiden. Die Kartoffeln waschen, schälen und ebenfalls grob würfeln.

2 Die Brühe zum Kochen bringen, vorbereitetes Gemüse zugeben und ca. 15–20 Minuten kochen lassen.

3 Den Schinkenspeck würfeln und in einer beschichteten Pfanne ohne Fettzugabe knusprig anbraten. Beiseitestellen.

4 Die Milch zur Suppe gießen, aufkochen lassen und mit einem Pürierstab cremig pürieren. Mit Salz, Pfeffer und Muskat würzen. Die Suppe mit gebratenen Schinkenwürfeln bestreuen und servieren.

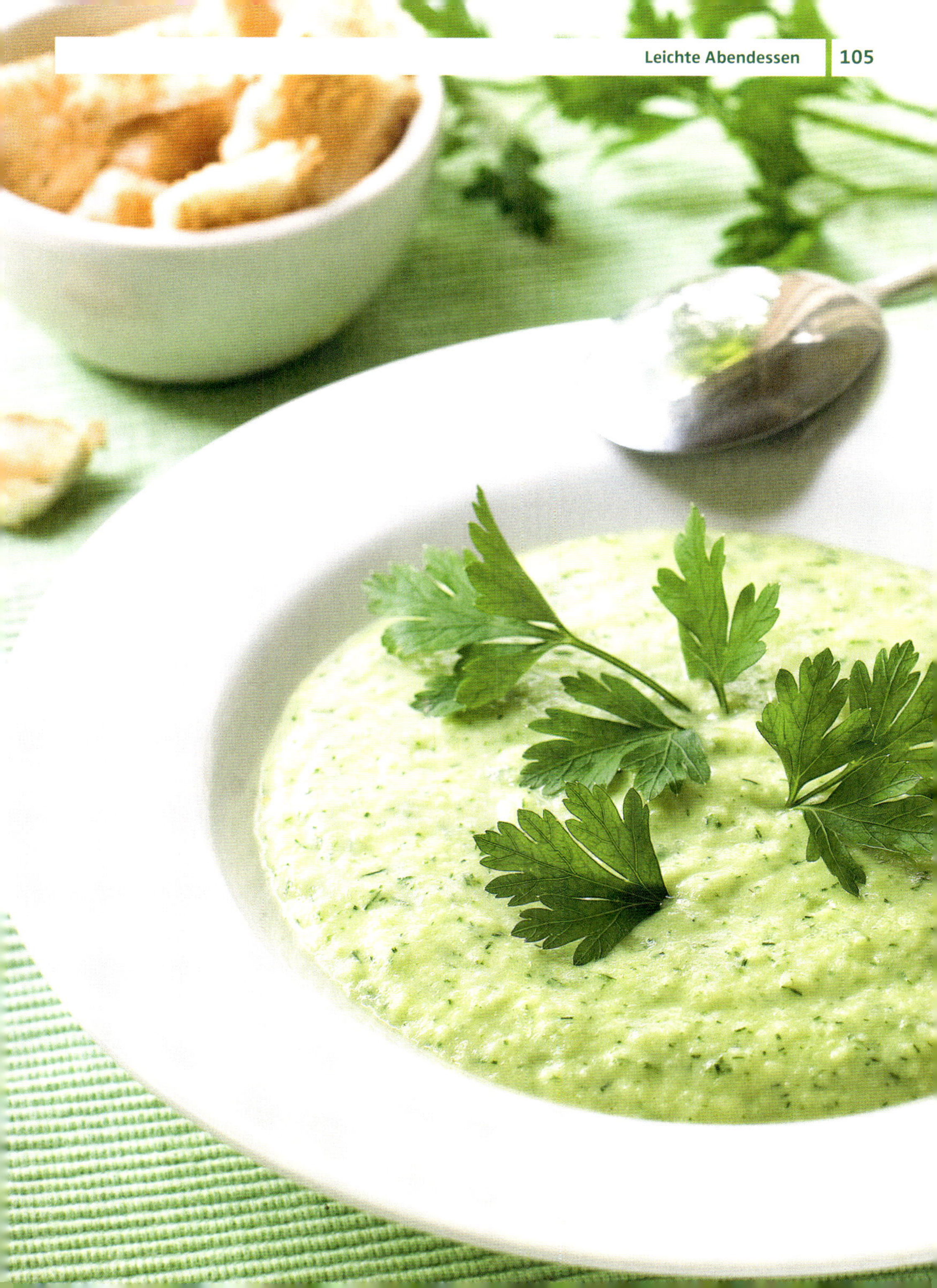

Maronensuppe

etwas teurer

Zubereitungszeit: 15 Minuten
Garzeit: ca. 25 Minuten

Eine Portion enthält:

263 kcal/1099 kJ
6 g Eiweiß
11 g Fett
35 g Kohlenhydrate
0,4 g Fruktose

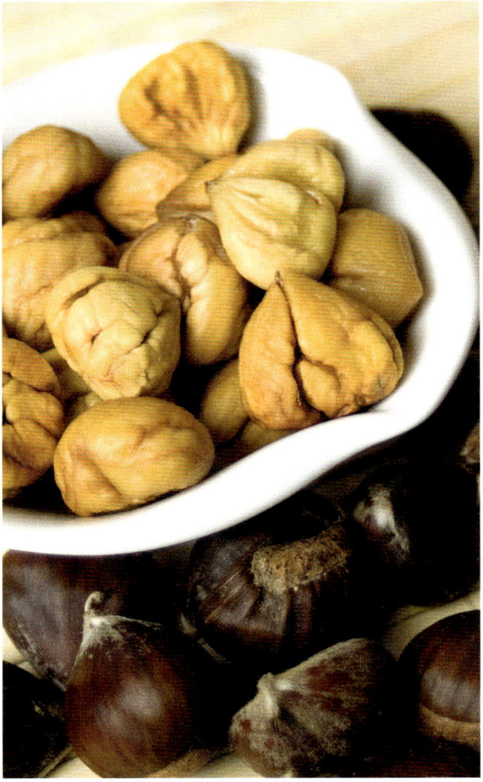

Zutaten für 2 Personen

200 g Kartoffeln
½ kleine Zwiebel
2 TL Rapsöl
100 g Maronen, vakuumverschweißt
200 ml Gemüsebrühe
2 EL Sahne
Salz, Pfeffer
1 EL Schnittlauch

Zubereitung

1 Die Kartoffeln waschen, schälen und in grobe Stücke schneiden. Die Zwiebel schälen und grob würfeln.

2 Das Öl erhitzen, Zwiebeln, Kartoffeln und Maronen darin andünsten, dann mit der Gemüsebrühe ablöschen. Die Suppe aufkochen lassen und ca. 20 Minuten bei mittlerer Hitze kochen lassen. Mit den Gewürzen abschmecken und mit einem Pürierstab cremig zerkleinern.

3 Schnittlauch darüberstreuen.

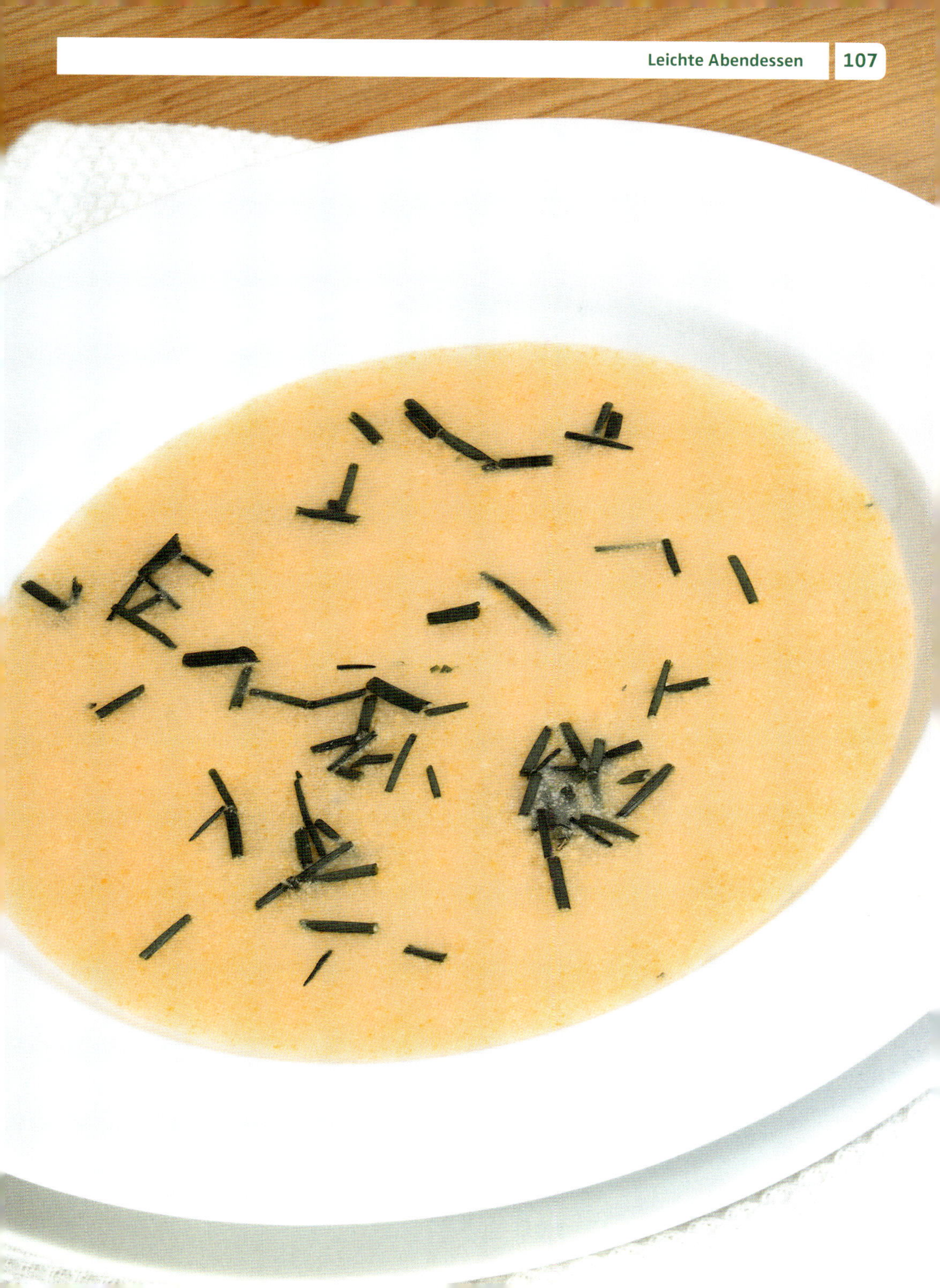

Champignoncremesuppe mit Parmesan-Thymian-Crisps

preiswert

Zubereitungszeit: 15 Minuten
Garzeit: ca. 30 Minuten

Eine Portion enthält:

191 kcal/798 kJ	7 g Kohlenhydrate
10 g Eiweiß	0,4 g Fruktose
14 g Fett	

Zutaten für 2 Personen

200 g Champignons
½ kleine Zwiebel
2 TL Rapsöl
1 EL Mehl
300 ml Pilzfond aus dem Glas
Salz, Pfeffer
2 EL Sahne
1 Stück Parmesan (ca. 20 g)
1 Zweig Thymian

Zubereitung

1 Die Champignons mit einem Küchentuch vorsichtig säubern. Stiele etwas abschneiden und Pilze in Scheiben schneiden. Die Zwiebel schälen und in feine Würfel hacken.

2 Das Öl erhitzen, die Zwiebelwürfel darin andünsten, die Pilze zugeben und kurz mitgaren. Mehl darüberstauben und mit Fond ablöschen. Aufkochen lassen, mit Salz und Pfeffer würzen und die Sahne zugießen. Die Suppe ca. 10 Minuten auf mittlerer Hitze köcheln lassen. Den Backofen auf 200 °C (Ober- und Unterhitze) vorheizen.

3 Den Parmesan fein reiben, Thymian waschen, trocken schütteln und die Blättchen abzupfen. Käse und Thymian miteinander vermischen und auf ein mit Backpapier belegtes Blech keksgroße Kreise (ca. 5 cm Ø) streuen. Die Crisps im heißen Ofen ca. 8–10 Minuten garen, bis der Parmesan geschmolzen ist.

4 Die Suppe in zwei Teller füllen, je ein bis zwei Crips darauflegen und die restlichen Crisps dazu reichen.

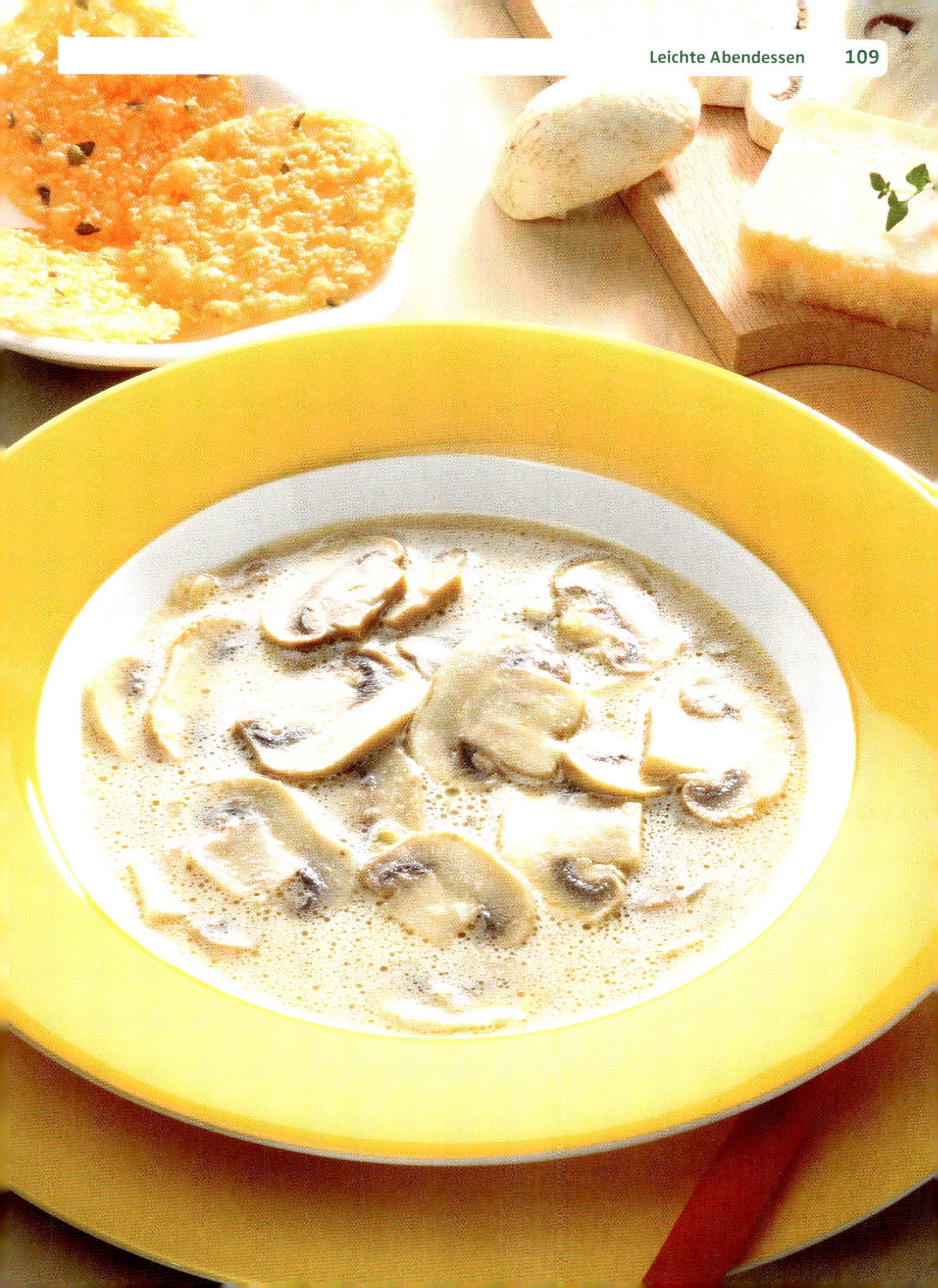

Spinat-Kartoffel-Auflauf

preiswert

Zubereitungszeit: 20 Minuten
Garzeit: ca. 30 Minuten

Eine Portion enthält:

478 kcal/1998 kJ	36 g Kohlenhydrate
28 g Eiweiß	0,3 g Fruktose
24 g Fett	

Zutaten für 2 Personen

250 g Blattspinat
300 g Kartoffeln
½ TL Olivenöl
2 Eier
2 EL Mehl
200 g Naturjoghurt, 3,5 % Fett
Salz, Pfeffer, Muskat
1 Stück Parmesan (ca. 50 g)

Zubereitung

1 Den Blattspinat waschen und verlesen. Die Kartoffeln waschen, schälen und in Scheiben schneiden. Kartoffelscheiben in kochendem Salzwasser 5 Minuten vorgaren, abgießen und abschrecken.

2 Eine feuerfeste Auflaufform mit dem Öl einfetten und Kartoffeln und Spinat abwechselnd einschichten. Backofen auf 200 °C (Ober- und Unterhitze) vorheizen.

3 Eier mit Mehl verquirlen, den Joghurt unterrühren und mit Salz, Pfeffer und Muskat würzen. Den Käse fein reiben und die Hälfte unter die Eier-Mehl-Joghurt-Masse rühren. Diese über die Kartoffeln gießen, restlichen Parmesan darüberstreuen und den Auflauf im Ofen 25 Minuten backen, bis er eine goldgelbe Kruste hat.

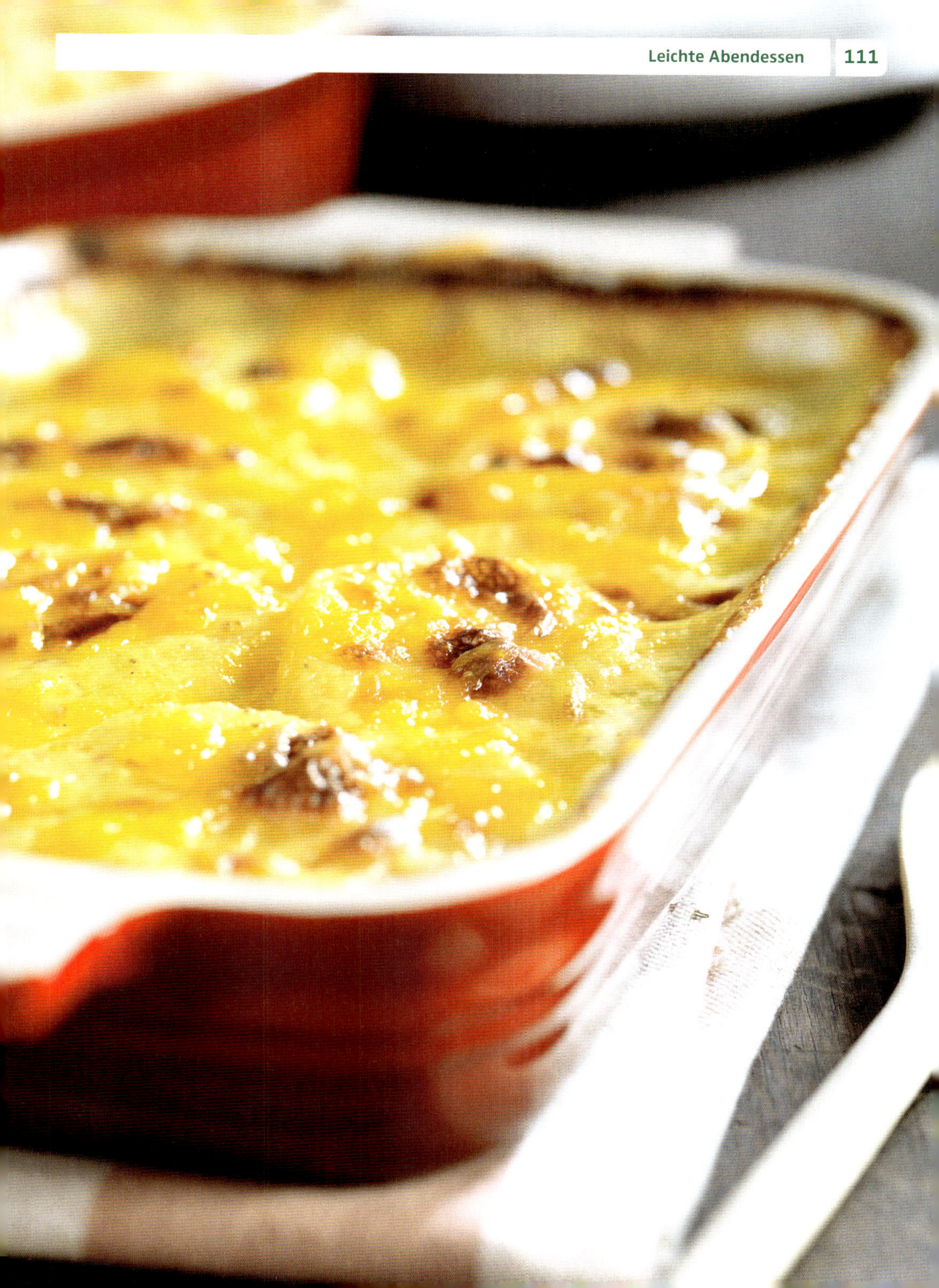

Überbackene Hackbrötchen

gelingt leicht

Zubereitungszeit: 15 Minuten
Garzeit: ca. 25 Minuten

Eine Portion enthält:

383 kcal/1601 kJ	24 g Kohlenhydrate
28 g Eiweiß	0,3 g Fruktose
20 g Fett	

Zutaten für 2 Personen

2 helle Brötchen
½ grüne Paprikaschote
80 g Gouda
100 g gemischtes Hackfleisch
Salz, Pfeffer, Paprika

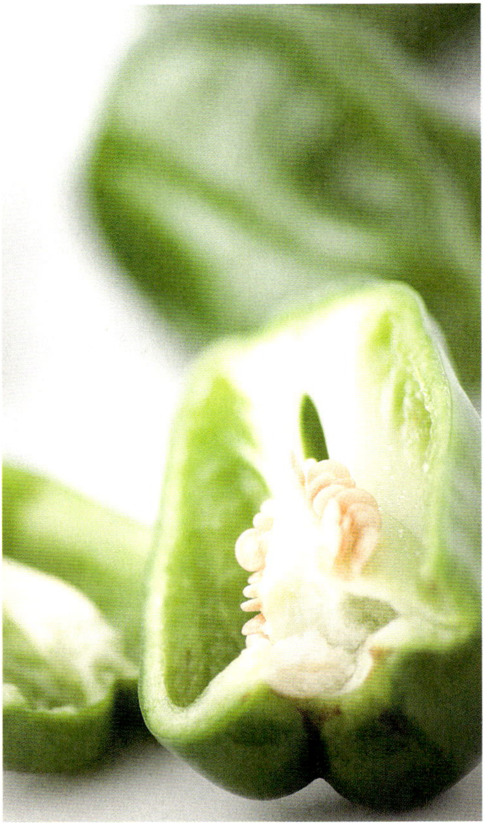

Zubereitung

1 Die Brötchen halbieren und den Backofen auf 200 °C (Ober- und Unterhitze) vorheizen.

2 Die Paprikaschote waschen, Samenwände und Kerne entfernen und das Fruchtfleisch in kleine Würfel schneiden.

3 Den Gouda ebenfalls würfeln.

4 Das Hackfleisch mit Gewürzen und den Paprika- und Käsewürfeln gut vermengen.

5 Die Hackmasse auf den Brötchenhälften verteilen, die Brötchen auf ein Backblech legen und im heißen Ofen ca. 25 Minuten überbacken.

Chinakohl-Hack-Pfanne

mit asiatischem Touch

Zubereitungszeit: 10 Minuten
Garzeit: ca. 35 Minuten

Eine Portion enthält:

445 kcal/1860 kJ
28 g Eiweiß
17 g Fett
43 g Kohlenhydrate
0,6 g Fruktose

Zutaten für 2 Personen

100 g Reis
½ kleiner Chinakohl (ca. 300 g)
2 TL Olivenöl
160 g gemischtes Hackfleisch
Salz, Pfeffer
2 EL Sojasauce

Zubereitung

1 Den Reis in kochendem Salzwasser 20 Minuten garen. Den Chinakohl putzen, in grobe Streifen schneiden. Das Öl in der Pfanne erhitzen, das Hackfleisch darin krümelig braten und mit Salz und Pfeffer würzen.

2 Die Kohlstreifen zugeben und unter gelegentlichem Rühren ca. 10 Minuten mitbraten.

3 6 EL Wasser und die Sojasauce zugießen und aufkochen lassen. Falls nötig, mit Salz und Pfeffer nachwürzen, den Reis untermengen und servieren.

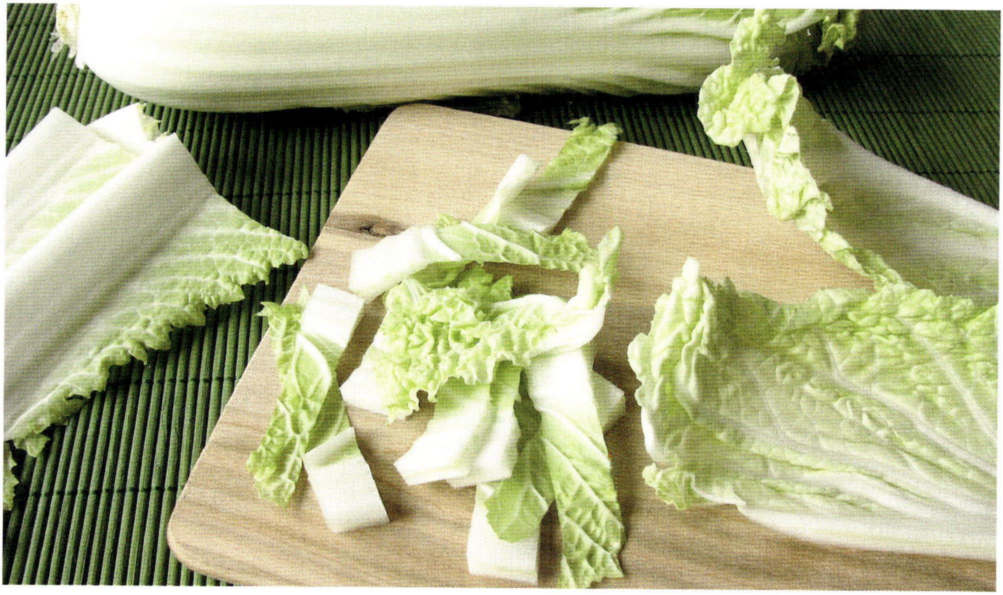

Champignonsalat

gelingt leicht

Zubereitungszeit: 10 Minuten

Eine Portion enthält:

98 kcal/410 kJ
9 g Eiweiß
4 g Fett
5 g Kohlenhydrate
0,6 g Fruktose

Zutaten für 2 Personen

500 g Riesenchampignons
100 g Staudensellerie
100 g Naturjoghurt, 1,5 % Fett
1 TL Rapsöl
1 EL Zitronensaft
Salz, Pfeffer, Cayennepfeffer

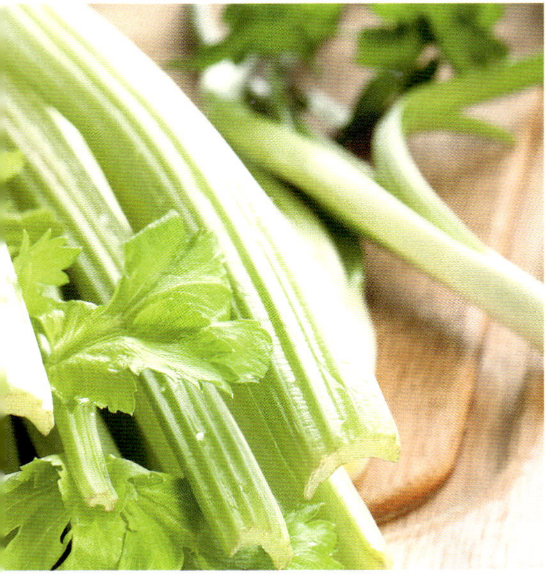

Zubereitung

1 Die Champignons mit Küchenkrepp säubern, die Stielenden etwas abschneiden und die Pilze in schmale Scheiben schneiden. Staudensellerie putzen, entfädeln und fein würfeln. Die Blättchen zur Seite legen.

2 Joghurt, Öl und Zitronensaft zu einem Dressing verrühren und mit Zitronensaft und den Gewürzen abschmecken.

3 Die Pilze in kochendem Salzwasser ca. 30 Sekunden blanchieren, abgießen und gut abtropfen lassen.

4 Die Pilze auf zwei Tellern anrichten, die Selleriewürfel darübergeben und mit dem Dressing beträufeln. Das Selleriegrün fein schneiden und darüber streuen.

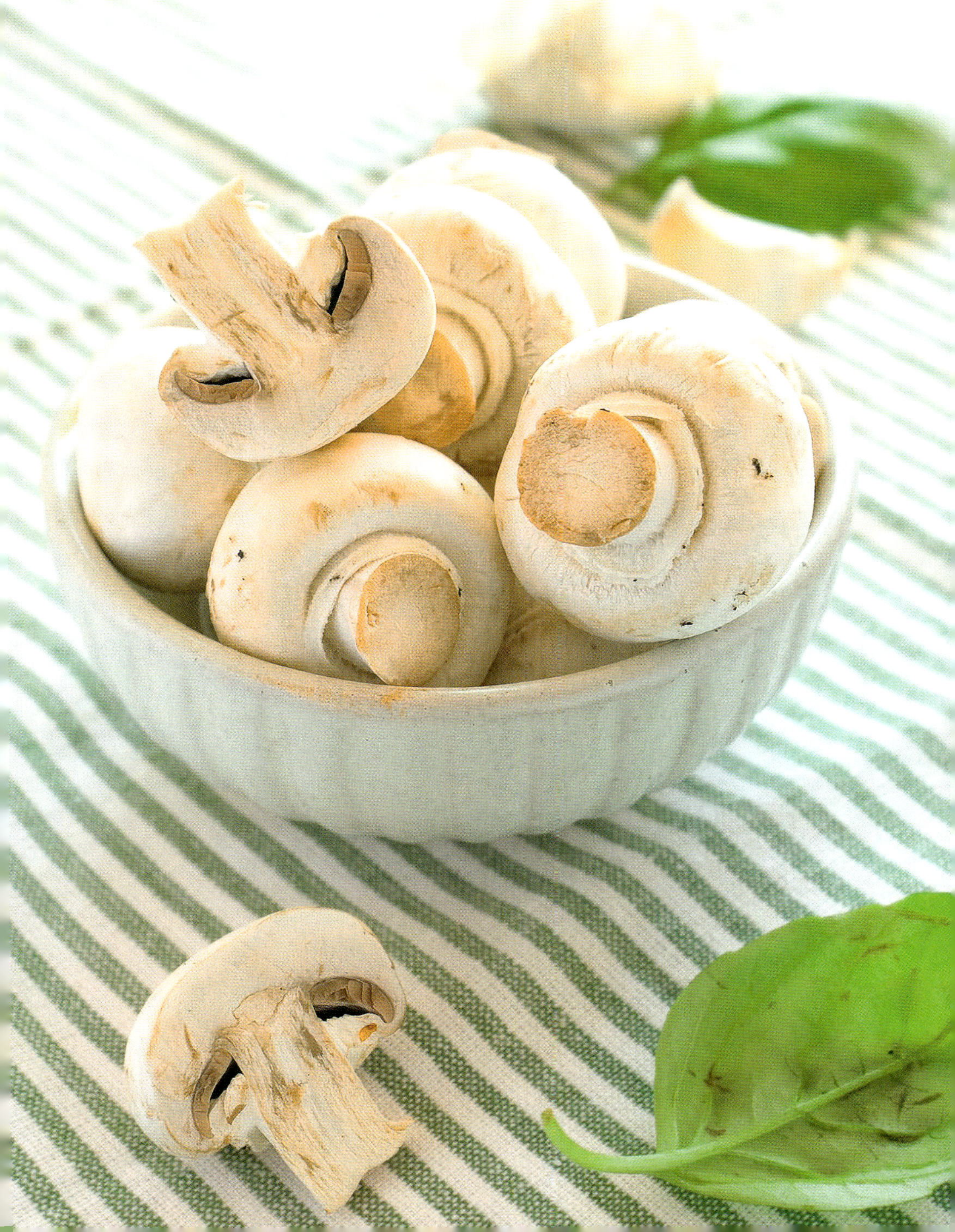

Gebackene Sesamkartoffeln mit Gurkendip

preiswert

Zubereitungszeit: 15 Minuten
Garzeit: ca. 30 Minuten

Eine Portion enthält:

210 kcal/878 kJ
8 g Eiweiß
9 g Fett
25 g Kohlenhydrate
0,5 g Fruktose

Zutaten für 2 Personen

300 g kleine Kartoffeln
2 TL Olivenöl
2 TL Sesam
grobes Meersalz, Pfeffer, Paprika
2 EL Naturjoghurt, 3,5 % Fett
2 EL Magerquark
1 Stück Salatgurke (ca. 50 g)
1 TL gehackte Petersilie

Zubereitung

1 Den Backofen auf 200 °C (Ober- und Unterhitze) vorheizen. Die Kartoffeln gründlich waschen und halbieren.

2 Ein Backblech mit Backpapier auslegen, die Kartoffelhälften mit den Schnittflächen nach oben auf das Blech legen und mit dem Öl bepinseln. Sesam und die Gewürze darüberstreuen. Im heißen Ofen ca. 30 Minuten backen.

3 Joghurt und Quark mit einem Schneebesen verrühren. Die Gurke waschen, putzen und grob raspeln. Zusammen mit der Petersilie unter den Dip mengen und diesen mit Salz und Pfeffer würzen. Zu den gebackenen Sesamkartoffeln servieren.

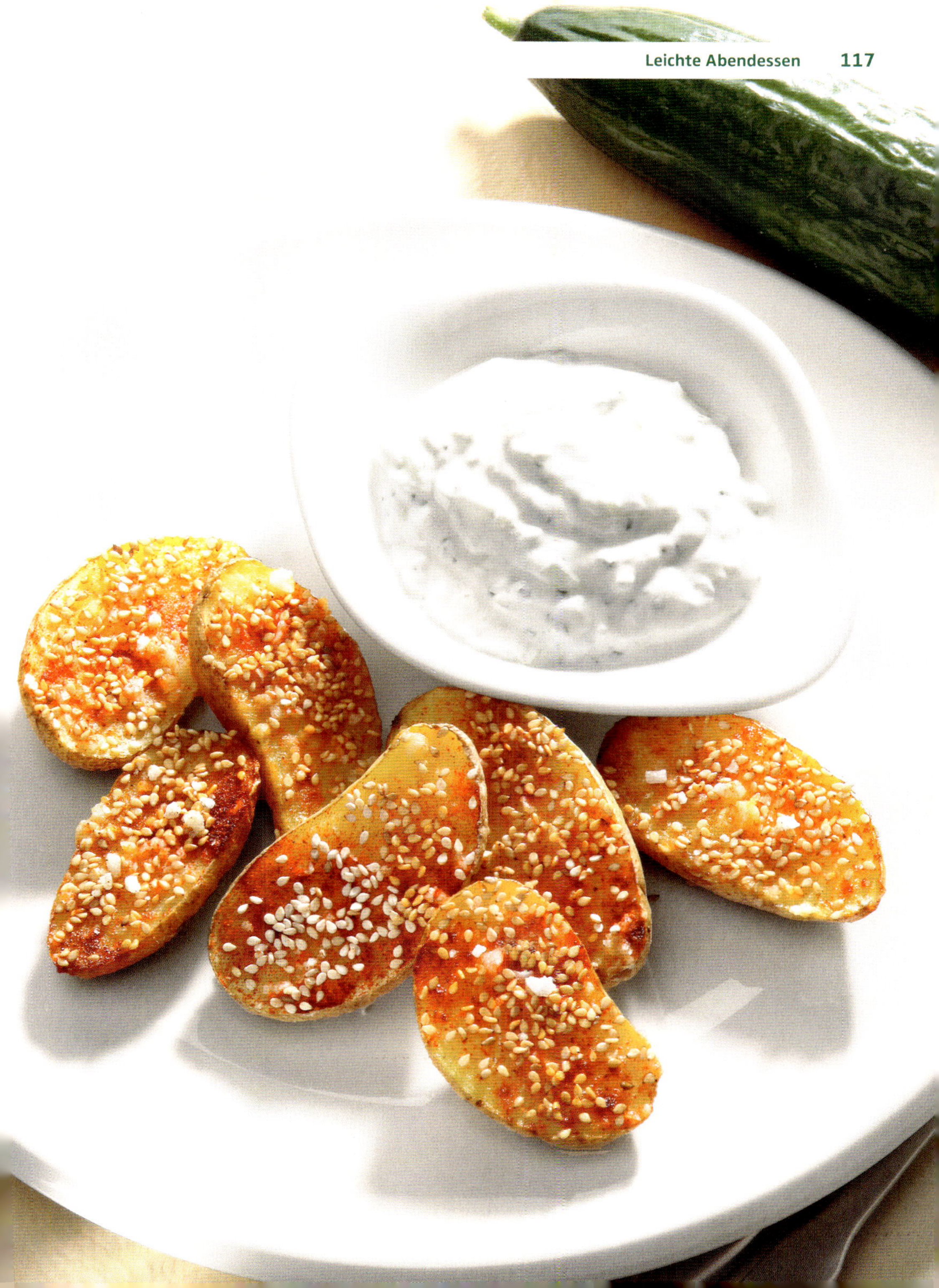

Chicorée-Meerrettich-Salat

gelingt leicht

Zubereitungszeit: 10 Minuten

Eine Portion enthält:

98 kcal/410 kJ
2 g Eiweiß
8 g Fett
4 g Kohlenhydrate
0,6 g Fruktose

Zutaten für 2 Personen

120 g Chicorée
1 EL Rapsöl
1 EL weißer Balsamicoessig
4 EL Buttermilch
2 TL Meerrettich aus dem Glas
einige Spritzer flüssiger Süßstoff
Salz, Pfeffer
2 TL Schnittlauchröllchen

Zubereitung

1 Chicorée halbieren, den bitteren Strunk keilförmig herausschneiden. Chicorée in schmale Streifen schneiden und waschen. Gut abtropfen lassen oder in einer Salatschleuder trocken schleudern.

2 Öl, Essig, Buttermilch und Meerrettich in ein Mixglas geben und durch kräftiges Schütteln ein Dressing herstellen. Mit Süßstoff, Salz und Pfeffer abschmecken und das Dressing über den Salat gießen. Gut vermengen und mit Schnittlauch bestreut servieren.

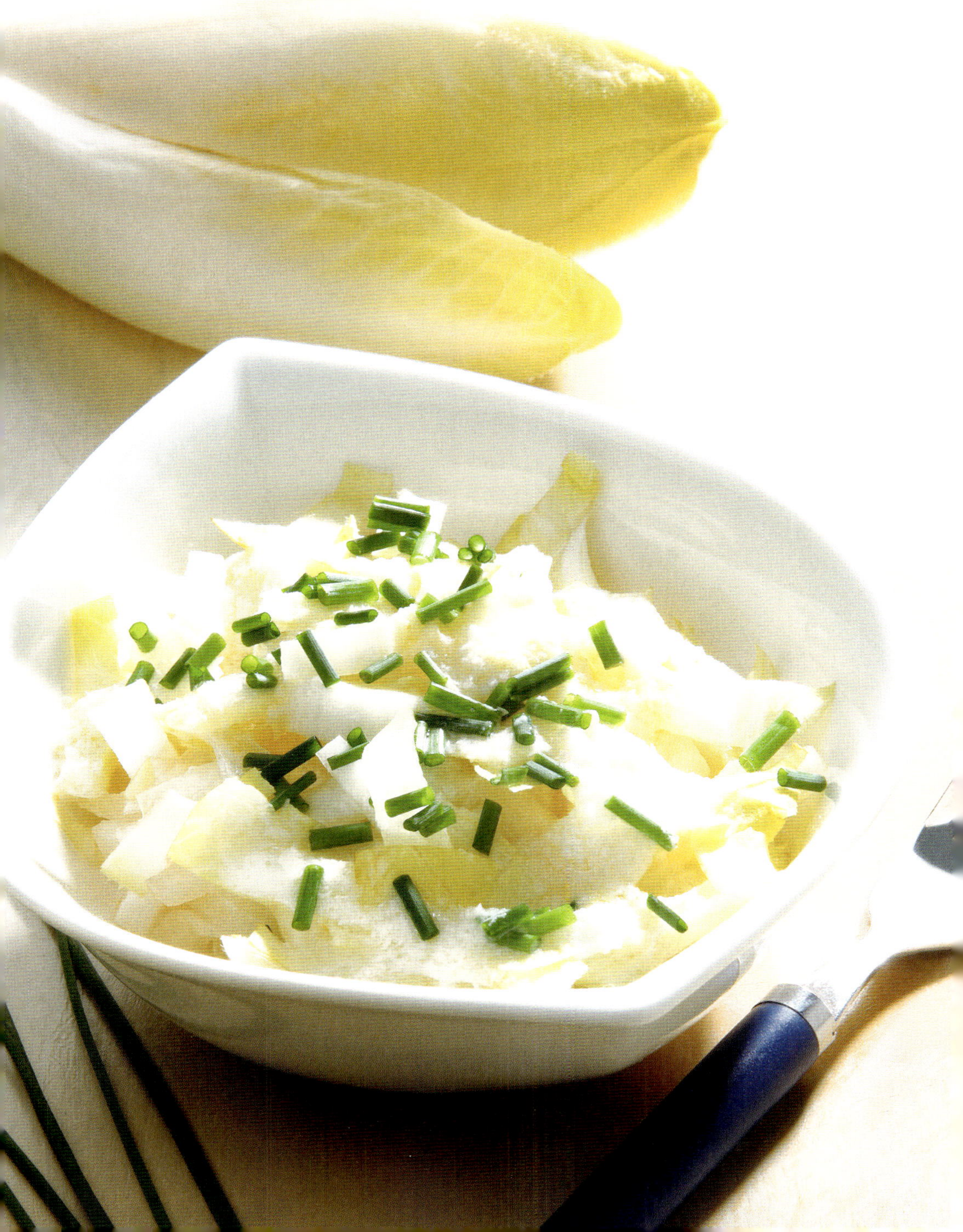

Angemachter Käse nach Frankenart

gelingt leicht

Zubereitungszeit: 10 Minuten

Eine Portion enthält:

228 kcal/953 kJ
15 g Eiweiß
18 g Fett
2 g Kohlenhydrate
0,2 g Fruktose

Zutaten für 2 Personen

120 g reifer Limburger, 40 % Fett i. Tr.
2 EL Halbfettbutter
1 Schuss Bier
Salz, Pfeffer, Paprika, gemahlener Kümmel
½ kleine Zwiebel

Zubereitung

1 Den Käse und die weiche Butter in einer Schüssel mit einer Gabel zerdrücken. Bier und Gewürze zugeben und gut vermengen.

2 Die Zwiebel schälen und fein würfeln. Unter den Käse mengen und gleich servieren.

Roastbeef-Eier-Brot

geht schnell, fruktosefrei

Zubereitungszeit: 5 Minuten

Eine Portion enthält:

344 kcal/1438 kJ
27 g Eiweiß
12 g Fett
31 g Kohlenhydrate
0 g Fruktose

Zutaten für 2 Personen

2 EL Frischkäse, fettreduziert
1 TL Meerrettich aus dem Glas
4 dünne Scheiben Vollkornbrot
100 g Roastbeefaufschnitt
1 Hühnerei, hart gekocht
Salz, Pfeffer

Zubereitung

1 Frischkäse mit Meerrettich glatt rühren und auf die Brotscheiben streichen. Die Roastbeefscheiben auf den Broten verteilen, das Ei schälen und mit einem Eierschneider in schmale Scheiben zerteilen.

2 Die Eierscheiben auf den Broten verteilen, salzen und pfeffern.

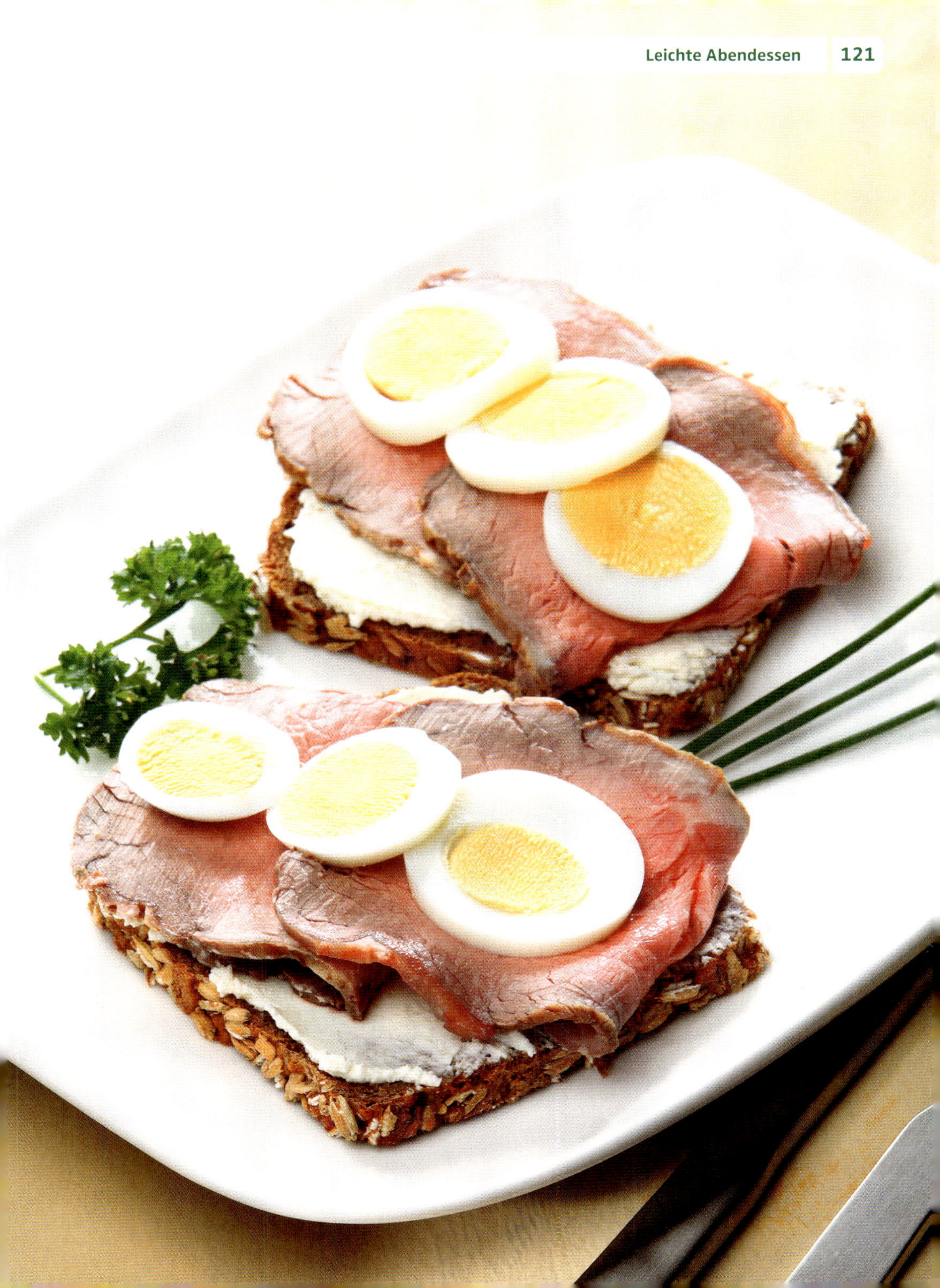

Gefüllte Eier

gelingt leicht, fruktosefrei

Zubereitungszeit: 10 Minuten
Garzeit: 10 Minuten

Eine Portion enthält:

437 kcal/1827 kJ
30 g Eiweiß
35 g Fett
2 g Kohlenhydrate
0 g Fruktose

Zutaten für 2 Personen

4 Eier
2 TL fettreduzierte Mayonnaise
2 gestrichene EL Schmand
Salz, Pfeffer
1 Zweig Dill

Zubereitung

1 Die Eier in kochendem Wasser 10 Minuten hart kochen. Abschrecken, pellen und halbieren. Das Eigelb vorsichtig mit einem Löffel herausheben, in ein kleines Gefäß geben und mit Mayonnaise und Schmand glatt rühren. Mit Gewürzen abschmecken.

2 Dill waschen, trocken schütteln und fein hacken.

3 Die Eimasse in einen kleinen Spritzbeutel geben und in die Eihälften spritzen, die Eier mit Dill garnieren und gleich servieren.

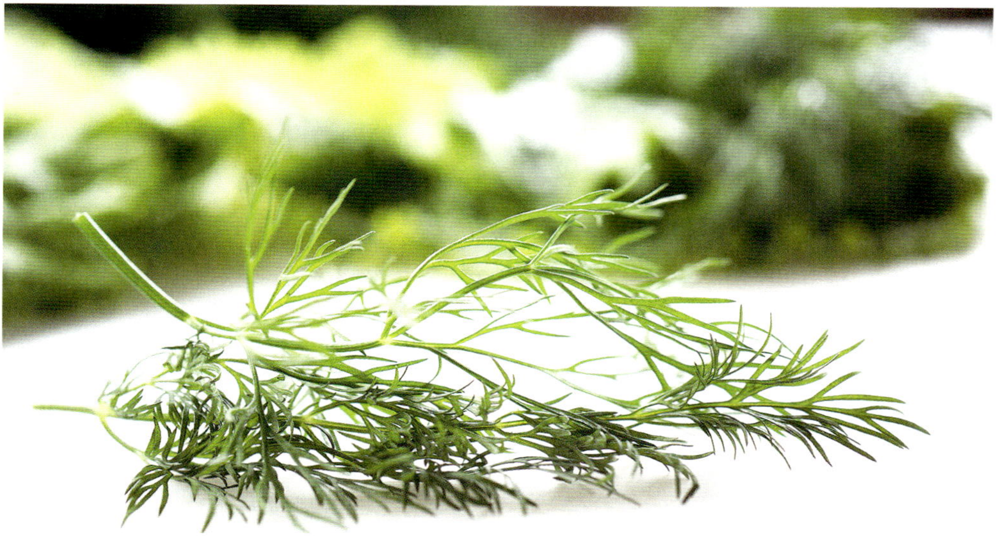

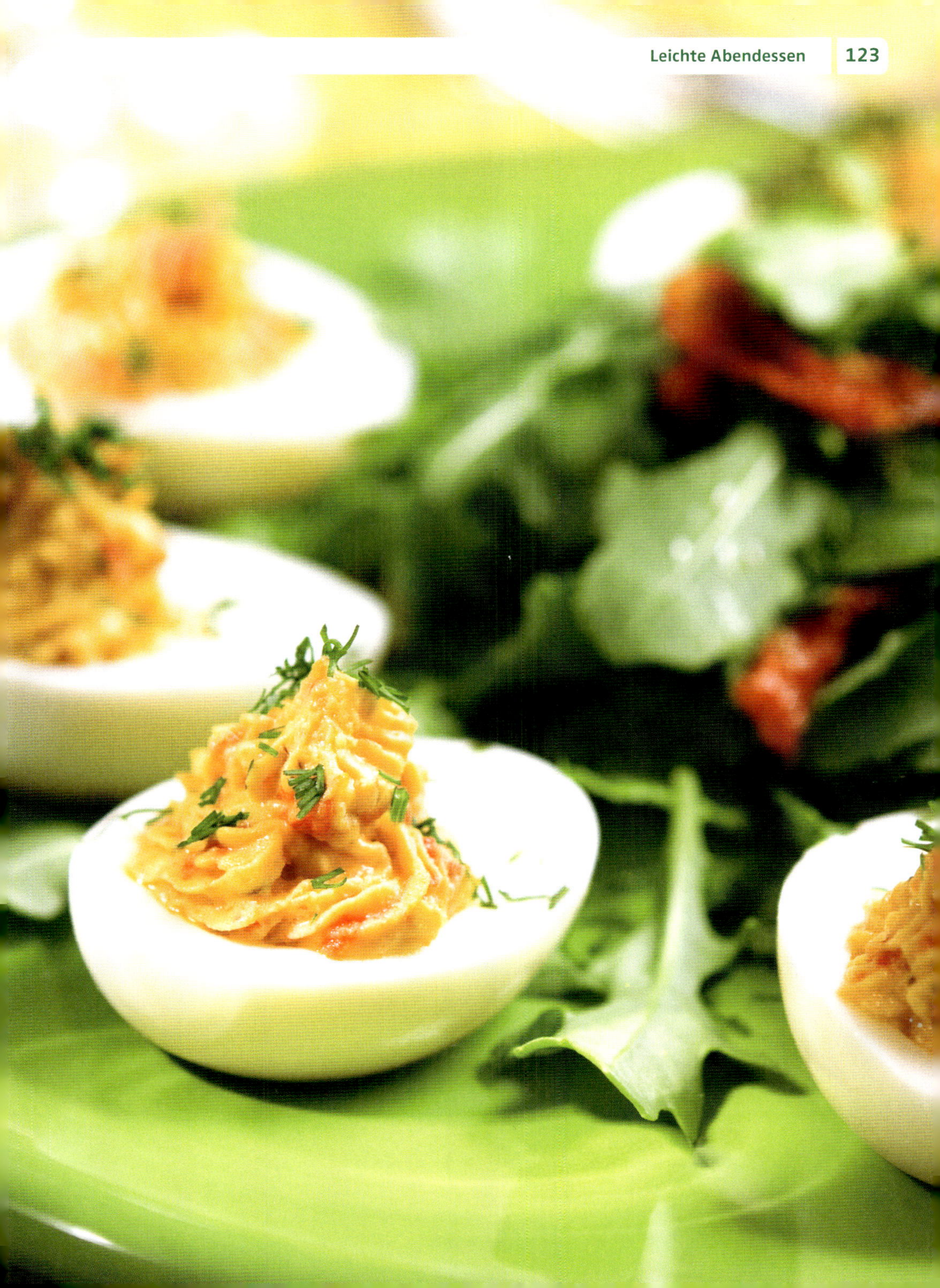

ANHANG

Wichtige Adressen

Deutsche Gesellschaft für Verdauungs- und Stoffwechselkrankheiten e. V.
Olivaer Platz 7
10707 Berlin
Tel.: 030 3198315000
E-Mail: info@dgvs.de
www.dgvs.de

Deutsche Gesellschaft für Ernährung e. V.
Godesberger Allee 18
53175 Bonn
Tel.: 0228 3776600
E-Mail: webmaster@dge.de
www.dge.de

Deutsche Gesellschaft zur Bekämpfung der Krankheiten von Magen, Darm und Leber sowie von Störungen des Stoffwechsels und der Ernährung (Gastro-Liga) e. V.
Friedrich-List-Straße 13
35398 Gießen
Tel.: 0641 974810
E-Mail: geschaeftsstelle@gastro-liga.de
www.gastro-liga.de

Sven-David Müller
Zentrum für Ernährungskommunikation und Gesundheitspublizistik (ZEK)
Haddamshäuserweg 4a
35069 Weimar

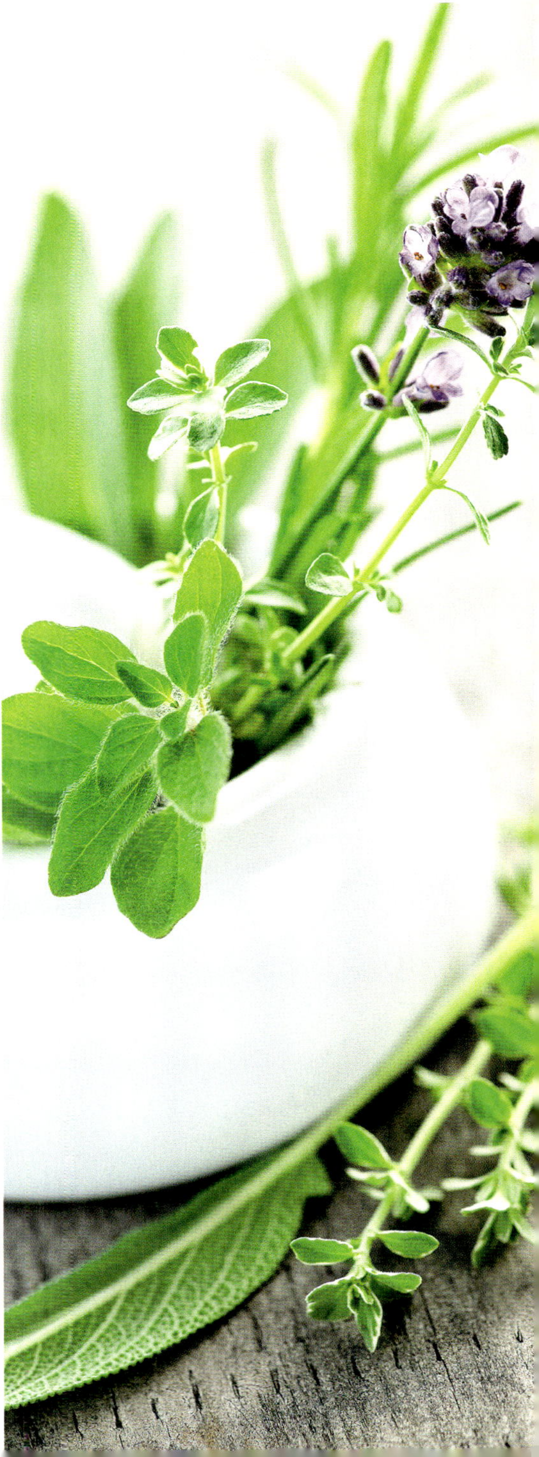

Verband der Diätassistenten – Deutscher Bundesverband e. V.
Susannastraße 13
45136 Essen
Tel.: 0201 94685370
E-Mail: vdd@vdd.de
www.vdd.de

Verband der Oecotrophologen e.V. (VDOE)
Reuterstraße 161
53113 Bonn
Tel.: 0228 289220
E-Mail: vdoe@vdoe.de
Internet: www.vdoe.de

www.fruktosecoach.de
Ein neues, modernes Portal, das Betroffenen erklärt, was eine Fruchtzuckerunverträglichkeit ist und wie sie mit dieser im Alltag gut umgehen können. Dazu gehören Rezepte, Experten-Interviews und der Austausch in einem Forum

Register

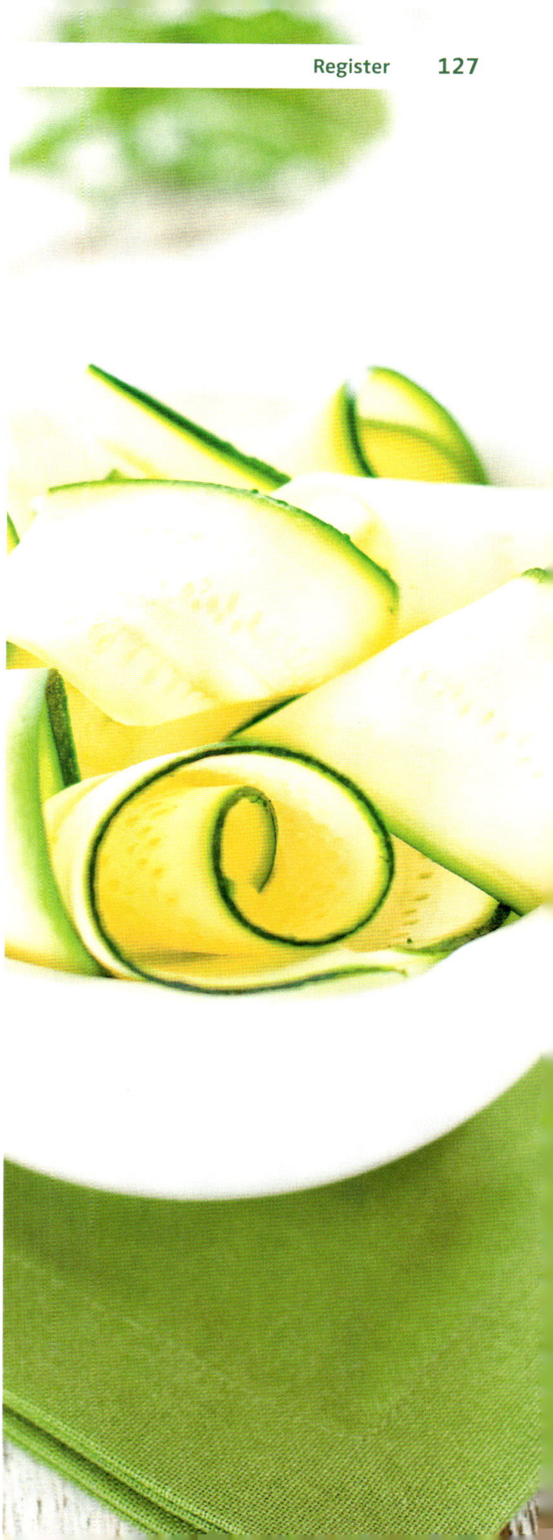

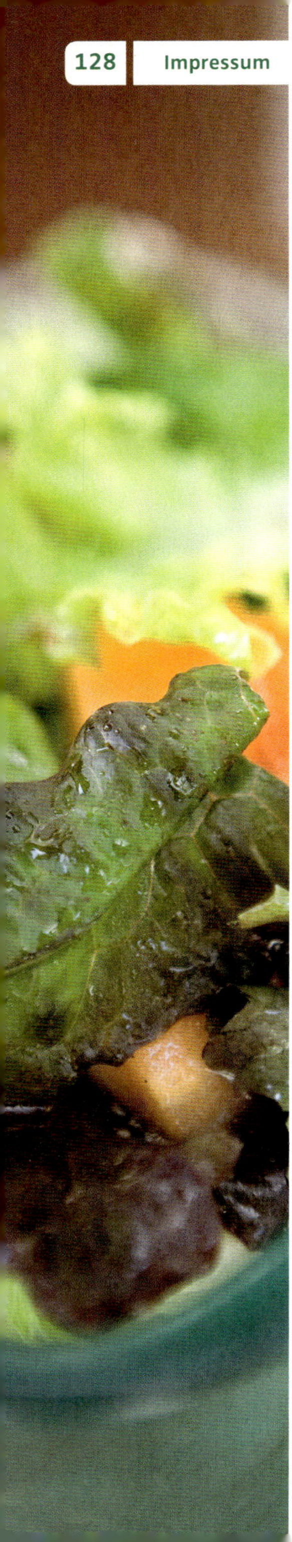

Bibliografische Information der Deutschen Nationalbibliothek
Die Deutsche Nationalbibliothek verzeichnet diese Publikation in der deutschen Nationalbibliografie; detaillierte bibliografische Daten sind im Internet über http://dnb.ddb.de/ abrufbar.

ISBN 978-3-89993-613-1 (Print)
ISBN 978-3-8426-8357-0 (PDF)

Fotos:
Umschlag: Titelfoto: Inmagine; hintere Umschlagklappe (innen): Corinna Gissemann – 123rf.com
Fotolia.com: Marco Mayer: 6; Cogipix: 15, 79; Pressmaster: 17; Yevgeniya Shal: 19; Andrey Khrobostov: 21; emmi: 27; photosoup: 29; unpict: 30; Gerhard Seybert: 32; arashamburg: 35; creative studio: 38; Sarsmis: 40, 63; Svenja98: 42; Martin Turzak: 47; Andrey Smirnov: 60; Eva Gruendemann: 61, 73; Yevgeniya Shal: 65; Christian Jung: 81; perceptionfilter: 82; PHB.cz: 83; al62: 84; Giuseppe Porzani: 85; HLPhoto: 88; sundebo: 89; Viktorija: 91, 105; Radu Razvan: 92; victoria p.: 99; Natalia Leskina: 100; S. Mohr Photography: 101; Bernd Kröger: 102; Igor Dutina: 106; Jörg Beuge: 107; xjrshimada: 112; Heike Rau: 113; Picamaniac: 114; anna liebiedieva: 122; Olga Lyubkin: 123; Yevgeniya Shal: 127
iStockphoto.com: Jose Alberto Sandoval G.: 1; Magdalena Kucova: 2, 5; Ivan Bliznetsov: 8/9; Lauri Patterson: 111; Elena Elisseeva: 125; Dawoon Yeo: 128
*123rf.com:*Viktorija Kuprijanova: 115
Ingo Wandmacher: 24/25, 56/57, 59, 67, 69, 71, 75, 77, 87, 93, 95, 97, 103, 109, 117, 119, 121

Hans-Böckler-Allee 7, 30173 Hannover
www.schluetersche.de

Lektorat: Angelika Lenz, Steinheim a. d. Murr und Katja-Maria Koschate, Hannover
Layout: Groothuis, Lohfert, Consorten, Hamburg
Covergestaltung: Kerker + Baum Büro für Gestaltung, Hannover
Satz: Die Feder Konzeption vor dem Druck GmbH, Wetzlar
Druck und Bindung: Grafisches Centrum Cuno GmbH & Co. KG, Calbe
Hergestellt in Deutschland.